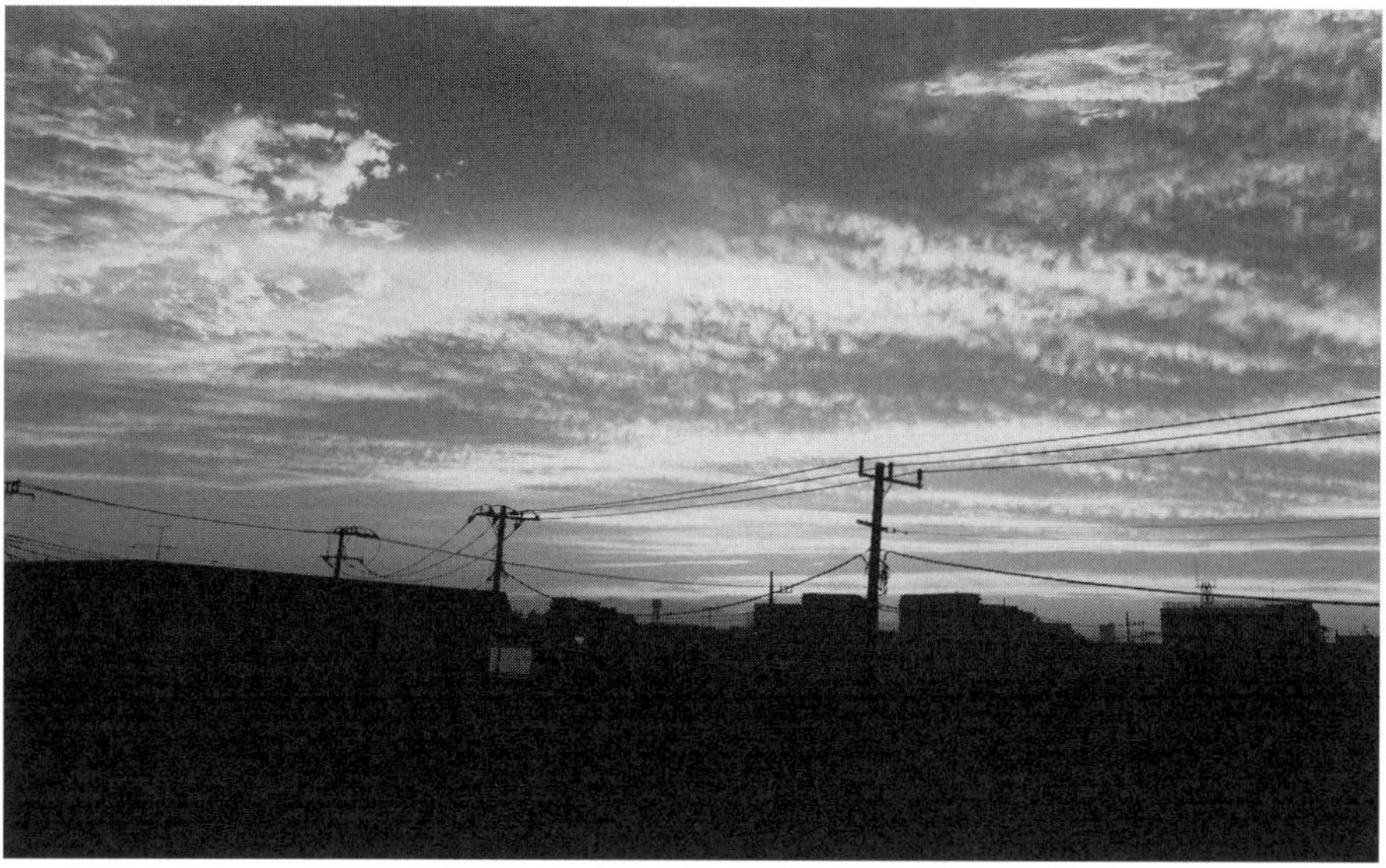

国立結核療養所

その誕生から一九七〇年代まで

酒井美和

生活書院

国立結核療養所——その誕生から一九七〇年代まで

目次

第1章　本書の概要

1　本書の背景と目的　11
2　研究方法　13
（1）第2章で利用する文献　13
（2）第3章から第6章で利用する文献　14
（3）第7章で利用する文献など　15
3　本書の意義と先行研究　16
（1）本書の意義　16
（2）先行研究　17
4　本書の構成　20

第2章　公私病床について——一九四五年から一九七九年

1　第2章の背景と目的　23
2　戦後から一九七〇年代における病床推移の概要　25

3　戦後の一九四〇年代における病床　28
（1）本節の流れ　28
（2）傷痍軍人施設などの移管　29
（3）医療法制定まで　30
（4）国公立病床の増床鈍化　32
（5）国公立病院の特別会計化　34
4　一九五〇年代――国公立病床の減少　35
（1）本節の流れ　35
（2）国公立病床の割合の減少と私立病床の増加　36
（3）結核病床の推移　37
（4）国公立に対する僻地の病床設置への期待　39
5　一九六〇年代――国公立病床の役割の模索　41
6　一九七〇年代――国公立病床の役割の拡充　43
（1）本節の流れ　43
（2）国公立病床に対する規制緩和の動き　43
（3）国公立病床が担う役割の拡充　45

第3章　国立療養所の設立——一九四〇年代

1　国立療養所の設立　48
（1）国立施設としての国立療養所　48
（2）設立時の施設数　49
（3）陸海軍病院および軍事保護院の返還　50
（4）厚生省への移管　51
2　日本医療団の施設が国立療養所へ　52
（1）日本医療団とは　52
（2）日本医療団の設立と解散、国立療養所への編入　55
3　病床について　59
（1）国立療養所の病床数　59
（2）病床数の集計について　60
（3）病床数の増加　62
4　入所者について　64
5　入所費について　67
（1）元傷痍軍人の入所費の有料化　67
（2）入所費負担の状況　72

第4章　結核病床の空床――一九五〇年代

1　施設数の変化　75
2　病床について　77
（1）結核対策と病床数　77
（2）空床について　82
3　入所者について　88
（1）入退院基準と付添婦　88
（2）カリエス児童の入所　92
4　入所費について　101

第5章　重心・筋ジス病床の設置――一九六〇年代

1　施設数の減少　105
2　病床について　109
（1）病床再編成のながれへ　109

（2）重症心身障害病床と筋ジストロフィー病床の設置　113
3　入所者について　122
（1）非結核患者　122
（2）医療職　124
4　入所費について　129
（1）費目別収納済歳入額　129
（2）特別会計化　131

第6章　難病病床の設置――一九七〇年代

1　結核療養所数の減少と精神療養所数の増加　136
2　病床について　138
3　入所者について　143
4　入所費について　146

第7章　難病と病床

1　本章の目的　149
2　テキスト分析の結果　150
（1）難病の出現回数　150
（2）難病が含まれる発言に出現する病　151
（3）誰が発言したのか　151
（4）どのような文脈で発言がなされたのか　155
3　考察　157
（1）難病とはどのような病なのか　157
（2）誰によって、どのような文脈で発言されたのか　163
（3）後期の議員発言　166
（4）後期の政府発言　168
（5）難病と国立・公的機関　170
4　結論　175
（1）難病とはどのような病なのか　175
（2）発言者　175
（3）どのような文脈で発言されたのか　176
（4）「難病」と国公立病床、とくに国立療養所との関わり　176

終章

1 「第2章　公私病床について――一九四五年から一九七九年」で新たに示したこと　183
2 「第3章　国立療養所の創設――一九四〇年代」から「第6章　難病病床の設置――一九七〇年代」で新たに示したこと　183
3 「第7章　難病と病床」で新たに示したこと　185
4 総括　185
5 本書の限界　188

堆積や交錯や忘却を描く――そのための仕事がなされた

立岩真也　193

あとがき　230
参考文献一覧　235

第1章　本書の概要

1　本書の背景と目的

本書は、国立結核療養所が設立された終戦直後の一九四五年から、高度経済成長期が終焉を迎える一九七〇年代までの国立結核療養所における病床転換について、病床数などのデータや国の政策に基づいて、その歴史的変遷を明らかにするものである。急激な経済成長を背景に、国は戦後から一九七〇年代までは積極的に医療提供体制と病床数の拡充を図ってきた。一九四九年に社会保障制度審議会が報告した「社会保障制度の確立のための覚書」では、「医療組織については総合的規格のもとに公的医療施設の整備拡充をはかる」とされ、一九五一年には公的医療機関に対しての国庫補助も始まった。政策面では一九六一年の国民皆保険導入により、誰もが受診・入院しやすい環境が作られ、一九七三年には老人医療費が無料となった。

しかし病床の整備や医療政策の拡充は、一九七三年の第一次オイルショック、一九七九年の第二次オイルショックによる不況の到来を境に見直しが検討されるようになる。こうした経緯に鑑み、本書では一九四五年から一九七九年までを一つの区切りとして捉え、検討の対象とした。

本書で焦点を当てる国立結核療養所は、国立療養所の一つである。厚生省設置法（現在は廃止）によると、国立療養所とは「特殊の療養を要する者に対して医療を行い、あわせて医療の向上に寄与する機関」であり、結核療養所は主に結核病床を擁する施設であった。詳しくは後述するが、一九五〇年頃からの結核患者減少に伴って結核療養所でも空床が目立つようになり、空床対策が検討されるようになった。一九六〇年前後には結核病床の空床を他病床へ転換することが提案され始める。その対象として見出されたのは、結核とは全く異なる精神病や重症心身障害児、筋ジストロフィー児（後に成人も対象となる）の病床であった。一九七〇年以降は、様々な病を取りまとめて「難病」とした難病病床も加わった。様々な病がある中で、なぜ重症心身障害や筋ジストロフィーが選ばれたのか。ひとつの名称に取りまとめられた難病とは、どのような病のことなのか。これらの病の病床をなぜ設置するのか。ハンセン療養所を除いた国立療養所再編計画では、「療育医療に対する社会的要請が高まりつつある現状にかんがみ、国立療養所を再編成し、結核病床を逐次これらの疾患の病床に転用」としている（厚生省医務局国立療養所課内国立療養所史研究会 1976: 406）。

そこで本書では、国立結核療養所の結核病床がどのような政策や社会的要請によって異なる病床へ転換され始めたのか、その歴史的変遷を明らかにする。国立結核療養所の病床転換が、政府や厚生省が空床を減らそうとする意向と、障害児者の親の会や雑誌記事などによる社会的要請とが合致した結果であることを示す。そして、病床政策とその背景にある社会状況がどう関連していたかについても明らかにするものである。

2　研究方法

（1）第2章で利用する文献

本書で用いるデータや、引用する文献について述べる。まず第2章では、病床数などのデータを収集するために、一九四五年から一九五三年までの数値については厚生省が発行した『医制八十年史』（厚生省医務局 1955）を参照した。当該資料には総病床数や種別ごとの病床数が掲載されており、それらのデータは「内務省衛生局年報、厚生省衛生年報、文部省年報等に基づいて作成」されたものである（厚生省医務局 1955）。しかし、病床に関するデータの基となった厚生省の『衛生年報』を確認すると、一九四五年と一九四六年の病床数はデータを収集できていない県があり、一九四七年と一九四八年は、総病床数は分かるものの開設者が記されておらず公私の割合が集計できない。よって、一九四五年から一九四八年の病床数や公私の割合については欠損があるため、本書では図表に参考としてだけ示し、検討の対象とはしない。一九五四年から一九七九年のデータは、一九五一年版以降、厚生省が毎年発刊している医療施設調査（一九七三年からは医療施設動態調査・静態調査に変更）を参照している。この調査では全国の病院や診療所の病床数などが収集されているが、年によって集計されている項目が異なる場合がある。これらのデータをどのように図に反映したかについては、該当箇所で詳述する。

第2章において言及する「国立」は、厚生労働省・文部科学省・労働福祉事業団・三公社などを開設者とする施設であり、「公立」は、都道府県および市町村を開設者とする施設を指す。「国公立病床」は、国立・公立病院によって設けられた病床のことで、「私立病床」は、社会保険関係団体・会社・個人など、国公立以外の法人によって設けられた病床を指す。

本書で引用する国会の発言や答申などに出てくる「公的医療機関」は、発言者や答申・報告書などの文脈によって、医療法上の公的医療機関（医療法第31条に定められている都道府県、市町村、地方公共団体の組合、国民健康保険団体連合会、国民健康保険組合、日本赤十字社、社会福祉法人恩賜財団済生会などによって設立された病院）を指す場合と、そこに国立病院も含めている場合がある。

（2）第3章から第6章で利用する文献

第3章から第6章では、実数だけでなく図表化した国立療養所の施設数や病床数などの推移を参照するが、図表化の際には『国立療養所年報（一九四九年～一九七九年）』（厚生省医務局国立療養所課）に掲載されている数値を合算、あるいは項目別に割合を算出したものを用いる。一九四五年の創設時には、国立療養所には結核療養所・精神療養所・脊髄療養所・ハンセン療養所・温泉療養所があった。このうち、精神療養所には頭部療養所が含まれる。頭部療養所は一九五〇年に精神療養所と統合して精神頭部療養所に再編成され、一九五七年に精神療養所に名称変更された。国立療養所は二〇〇四年に特定独立行政法人へと移行したが、ハンセン療養所については現在も厚生労働省直轄の施設である。温泉療養所は、一九五〇年に国立病院に転換した。本書においては、この中から結核療養所・精神療養所・脊髄療養所の数値を用いている。また国会における政府や議員の発言や文献から、障害児の家族の発言などを引用しており、これらがどのように国立結核療養所の病床転換と関係したのかについて検討する。

本書で取り扱う「病床」とは入院ベッドを指し、現在、病床は医療法第7条第2項において、精神病床・感染症病床・結核病床・療養病床・一般病床の五種別が挙げられている。しかし、本書が対象とする一九四〇年代から一九七〇年代においては、当時の医療法に基づき結核病床・伝染病床・精神病床・その他の病床の四種類であったため、本書の「病床」は、この四種を指して使用する。伝染病床については、一九九九年に「感染症予防及び感染症の患者に対する医療に関する法律」が施行され「感染症病床」に名称が変更されているが、本書では当時の伝染病床を使用する。

(3) 第7章で利用する文献など

第7章では、前章までを踏まえて、一九七二年一〇月に難病対策要綱において「難病」が初めて定義される以前は、「難病」とはどのように国会で語られたのかを検討するために国会議事録を用いる。国会議事録データ収集には、インターネットで公開されている、国会議事録検索システム（国立国会図書館が衆議院・参議院と共同で提供）を利用した。第一回（一九四七年五月）から第六九回国会（一九七二年九月）までの議事録のうち、「難病」が含まれる発言を抽出した。抽出後には、分析のために議事録内に出現する、「風邪」と「カゼ」や、「癌」と「ガン」などの表記ゆれは統一した。

「難病」を含む発言については、文脈も分析対象とするために、「難病」が含まれる一文だけでなく、議事録に示されている「難病」を含んだ一人の発言を一区切りとして用いた。なお、国会議事録とは、衆参両院の本会議および委員会の議事録である。

検討の際に、国会における発言者を議員・政府・その他の三者に分類した。議員とは衆参両院の国会議員であり、政府とは内閣および各省庁の委員や説明員を指す。その他は、参考人・公述人を指す。

データの分析にはコンピュータを使用し、樋口耕一（2012）が作成した計量テキスト分析のフリーソフトKH Coderを用いた。KH Coderで、先の難病が含まれた発言をテキスト・データとして読み込み、「難病」の発言回数や発言者の抽出などを行った。

作業の流れとしては、難病の出現回数の変化を集計した後、議員・政府の発言者別の検討を行った。その他の発言については、数が少ないため、個別には分析せず全体を対象とした。「難病」が使用された分脈の分析では、全体の発言数が多い後期（詳細は後述、一九七〇年～一九七二年）のみ、議員・政府別の文脈を検討した。

3　本書の意義と先行研究

（1）本書の意義

二〇〇四年に全国一五四箇所の国立病院・国立療養所が統合され、本書が対象とする国立療養所は、独立行政法人国立病院機構へと移行した。その際、重症心身障害児者や筋ジストロフィーなどの患者の病床も国立病院機構へ引き継がれ、現在に至る。現在、これらの病床は、医療保険による診療報酬と障害者総合支援法の療養介護（一八歳未満は児童福祉法による医療型障害児入所施設）による算定を行うことができ、一般的に重症心身障害児者病棟や筋ジストロフィー病棟と呼ばれる専門病棟のなかに設置されている。

通常の病床は医療保険しか利用できないが、これらの病床は医療保険制度と障害者福祉制度が利用できる特異な位置づけにある。国立病院機構の二〇二〇年度事業報告書によると、全国に占める国立病院機構の病床が占める割合は、重症心身障害は三七・〇％、筋ジストロフィーをはじめとする神経・筋疾患については九三・七％であった。これらの病床が医療保険制度と障害者福祉制度の二つが利用できる位置づけにあることや、その多くが国立病院機構に設置されている理由の源泉は、戦後から一九七〇年代頃までの国の病床政策や国立療養所の変遷を検証することで明確にできるだろう。

（2）先行研究

病床政策に関する先行研究としては、古いものとしては菅谷章の『日本医療政策史』、近年のものとしては猪飼周平の『病院の世紀の理論』がある（菅谷 1977、猪飼 2010）。菅谷は、一八七〇年頃から一九七〇年頃までの医療政策と戦争などの社会状況との関連を見ながら、医療政策の歴史について述べた。そのなかで、本書が対象とする病床については、直接的に言及することはなかったが、病床に影響を与える医療政策の歴史的変遷を示した。猪飼は、『病院の世紀の理論』の「第7章　治療のための病床――二〇世紀日本における病床の変遷」において、本書とは異なるテーマである社会的入院の歴史的意義を示すことを目的として病床について検討を行った。本書では、菅谷が対象としなかった病床や、猪飼が示さなかった国立療養所の病床数、公私別かつ種類別病床数の推移を用いて、国立結核療養所の病床転換について述べる。

病床数に関する先行研究は、小林成光の「所要病床数の推計方法」、松田晋哉の「医療の可視化と病院経営（第九回）ＤＰＣおよびＮＤＢデータを用いた病床機能別病床数の推計方法」、井出博生他の「入院受療率のトレンドとアクセス性を考慮した必要病床数の推計」がある（小林 1961、松田 2015、井出他 2015）。これらは、病床数データを元にした将来推計の研究であり、本書では、これらの研究では中心には置かれなかった戦後から一九七〇年代までの病床数に焦点を当てる。

戦後の医療供給体制に関する研究としては、河野すみ子の「占領期の医療制度改革の展開に関する一考察――医療供給体制の整備を中心に」があるが、占領期が中心となっており、本書では占領期も含めて一九七〇年代までを考察対象とする（河野 1990）。

公的な病院の役割や病床に関する研究については、井上通敏の「（2）国立病院・療養所の役割」、山本俊の「公立病院の経営効率性は改善しているのか？――未利用病床数に対する裁量の限定を考慮したＤＥＡによる検証」などがある（井上 2002、山本 2020）。前者については、今後担うべき役割が検討され、後者については経営の視点から論じられており、本書が第2章において主題とする、国公立病床が今まで担ってきた役割の変容については検討がなされていない。よって、本書の第2章では、今までの研究が対象としてこなかった期間や国公立・私立別、病床別を対象とすることで、戦後から一九七〇年代における国公立病床の役割の変遷を明らかにする。

国立療養所に関する先行研究としては、川上武（2002）によって、戦後の国立結核療養所の変遷について病人の視点から示されているが、病床については記載されていない。また、立岩真也（2018）によって、国立結核療養所の病床転換について言及されているが、それらは関係者の発言や文献を基に検討されており、国の政策や国立療養所の病床数などデータの視点からは論じられていない。平野雄一郎他（1982）は国立結核療養所の入院患者の動向について示したが、病床については言及されていない。

難病に関する先行研究としては、渡部沙織（2016a, 2016b, 2018）や酒井美和（2012）がある。渡部は、難病対策要綱が出される前後の研究医の役割や動向をもとに、難病政策と研究医の関わりについて論じている。その際、国立療養所の結核病床が減少していくことや、研究医が研究テーマとして難病に取り組むことで患者の医療費が謝金として公費負担されるようになり難病病床の設置へと繋がった経緯について示した。

本書は渡部が示さなかった、公私病床の変遷などについて第2章で言及すると共に、国立結核療養所の結核患者と非結核患者の割合の推移などのデータや、難病対策要綱が示される以前に難病がどのように国会で語られていたのかについて第7章で明らかにする。筆者は「ＡＬＳ患者におけるジェンダーと人工呼吸器の選択について」のなかで、事例を引用しながら難病の患者が生活していくことの困難さや、難病と共に生きることをどのように捉えているのかについて、ジェンダーの視点から検討した。このような視点からの検証が重要なことは言うまでもないが、本書では、難病病床の推移や国会の議事録を参照して、難病がどのように捉えられていたのかについて明らかにする。また、衛藤によって政治学の視点から難病対策の成立過程が検討されたり（2005）、堀内啓子によって福祉の視点から難病患者福祉の形成が研究されたりはしたが（2006）、「難病」がどのような病を指し、どのように用いられてきたのかについては検討されておらず、本書では第7章においてこの点を検討する。

4　本書の構成

本書では、終戦直後の一九四五年に設立された国立結核療養所を検討の対象とするため、一九四五年以降の病床政策や社会的事象を基本的な検討の対象とする。しかし、国立療養所に大きく影響を与えた医療施設団は一九四二年に設立されているため、医療団に関する事項については一九四〇年以降を対象とした。第2章では、国立結核療養所の病床について検討する前に、国立療養所の病床を含めた国公立病床の役割の変遷について検討する。そのために、戦後から一九七〇年代における病床推移の概要を示す。それを踏まえて、年代別における国公立病床の役割の変容を検討する。これにより、主に結核病床を提供する役割を担っていた国公立の病床は、結核患者の減少や国公立病床の規制が始まることで、結核だけではなく他の病床提供を担う役割も始めたことを述べる。そして、総病床数を減らしながらも、結核病床と伝染病床については主な病床提供を担いながら、新たな役割として、長期療養が必要となる特殊疾病患者に対する病床提供も求められるようになった経緯について明らかにする。

第3章では、戦後の一九四五年から一九四九年までにおける国立結核療養所の変遷について示す。連合国最高司令官総司令部（General Headquarters）の指示により軍事保護院や日本医療団が厚生省に移管され、国立療養所へと編入されていく経緯について記述する。国立結核療養所が、国の結核対策において日本の結核療養を担う中核的存在に急成長した経緯を示す。

第4章では、一九五〇年代の国立結核療養所について検討する。一九五〇年に社会保障審議会から政府に対して、結核病床を一九万床まで増床することが勧告され、その結果、結核療養所数および病床が年々増加した。しかし、その反面、全国の結核患者数は減少しており、病床数と患者数の増減には相違があった。また、この時期に、全国の結核病床に占める国立結核療養所の結核病床割合が年々減少しており、国立結核療養所の病床の役割に変化が見られ始めた経緯を検討する。政策面では、一九五〇年代に生活保護の第一次適正化による審査の厳格化が行われ、生活保護受給者が多い国立結核療養所においては、生活保護の締め付けが空床の原因だとして、国会において提起され始めた経緯についても記述する。

第5章では、一九六〇年代に入り国立結核療養所において病床転換がなされ始めた経緯について記述する。加えて、重症心身障害児や筋ジストロフィー児の親たちが、国に対して子どもの入所施設の設置を陳情し始めた経緯について記述する。一九五八年には、行政管理庁行政監察局によって、国立結核療養所を中心に行政監察が実施され、低い病床率の改善が指導された。財政局からも、国立療養所の今後の運営計画作成が求められ、厚生省医務局は国立療養所の再編成を検討するようになった。その結果、一九六〇年一〇月の国立療養所長会議において、国立療養所再編成計画が提示され、その際、重症心身障害児および筋ジストロフィー児など特殊な療育医療に対する社会的要請が高まりつつあるとして、結核病床の転用が示された。また、政策面では一九六三年から生活保護の医療扶助が結核予防法に切り替えられ、生活保護患者が激減した経緯を示す。

第6章では、一九七〇年代に進められた病床転換について検討する。実際に一九六二年から筋ジストロフィー病床、一九六六年から重症心身障害病床が設置され、一九八〇年までに前者は二四二〇床、後者は八〇八〇床まで増加した変遷を示す。また、一九七二年に厚生省が難病対策要綱を定め、難病患者支援を始めたことを受けて、国立療養所に筋ジストロフィー以外の難病患者の受け入れが指示されるようになった経緯について記述する。国立療養所難病対策五カ年計画では、結核病床を難病患者の病床に転換することが示され、同時期に国立療養所の第二次特別整備一〇カ年計画も策定されることになり、国立療養所で重症心身障害児者や筋ジストロフィー児者、難病患者の病床の設置が推進されるようになった。これにより、結核療養所は結核の療養所でありながら、過半数が難病病床などを含めた非結核患者の病床へと変容したことを述べる。

第7章では、前章までで検証した結核病床から難病病床への変容経緯を踏まえた上で、難病病床の難病はどのような病だと捉えられ、いかなる病が難病として議論の対象になっていたのかについて明らかにする。難病は、一九七二年に難病対策要綱において初めて公的に定義され、特定疾患と呼ばれたが、実務的には特定疾患の選定は、一九七二年に設置された厚生大臣の私的諮問機関である特定疾患対策懇談会の意見に基づいて決定された。しかし、難病は定義される以前から、国会において取り上げられ公費助成などについて討議されていた。そこで難病がどのような病として捉えられていたのかを示すことで、その後の公的定義や難病病床の設置へとどのように繋がっていったのかを明らかにすることができる。よって、第7章では、難病が定義される以前には、公的な議論の場である国会において、難病がどのような病として捉えられていたのかを、発言を引用したりテキスト分析をしたりして検討する。これにより、今まで公費支援の対象ではなかった難病が定義され、制度のなかに組み込まれていく過程を示す。

終章では、前章までをまとめ、本書において明らかにできたこと、残された課題について述べる。

第2章

公私病床について
――一九四五年～一九七九年

1　第2章の背景と目的

厚生労働省が調査・公表している二〇一九年版の医療施設動態調査によると、日本の病院の病床割合は、国公立が二六％、私立が七四％であった。しかしながら『医制八十年史』によると、一九五一年は国公立が五四％、私立が四六％であり、年代によって割合が異なっていることがわかる。その理由は、直接的には年代によって医療に関する法律や政策が異なるためであるが、根底には法律や政策を形作ってきたそれぞれの時代の人々の意識や社会情勢、歴史などの違いがある。医療技術が発展し、政治や経済の情勢が変わるなかで様々な社会問題が取り上げられるようになり、誰が医療提供を担うべきなのか、国はどのように医療に関わるべきなのかについて議論がなされてきた。医療提供に関わる各法律が整備され、それらに基づいて国や民間組織によって病院が設立され、医療は提供されてきた。

医療に関する基本的な事項を定めた医療法は一九四八年に成立し、議論が重ねられ改正されてきた。二〇一四年には、加速する超高齢化社会に対応した医療提供体制を構築するため「医療介護総合確保推進法」が成立し、全国の病床再編を目指すことになった。これを受けて二〇一九年には、再編統合について特に議論が必要な公立・公的四二四病院を厚生労働省が公表し、公立・公的な病院が担うべき役割や必要な病床数が論点の一つとなった。厚生労働省は、国が担うべき医療として政策医療を示しているが、再編統合の病院が公表されて以降は、国公立病院が担うべき役割についての議論が始まっている。二〇二一年七月には、厚生労働省で「地域医療構想及び医師確保計画に関するワーキンググループ」が開催され、将来の日本社会を見据えた病床再編成について検討が進められており、今後の日本における公私の病床のあり方に関しても議論されている。

これまでの病床再編の議論では、将来のあり方に焦点が当てられるあまり、病床がどのような経緯を経て、なぜ現在のような構成に至ったかについての議論は不十分であった。現在では、「医療計画において定める将来の病床数の必要量を達成する」（医療法第30条の14）ために、公立・公的医療機関等については、「将来に向けた担うべき役割や病床数の具体的対応方針を策定」（公立・公的医療機関等の具体的対応方針の再検証等について、医政発〇一一七第四号二〇二〇年一月一七日）することが中心となり、医療計画の策定が始まった一九八〇年代以降が議論の対象となることが多い。

病床は私立病院でも設置することができるが、戦後、国は国公立病院を設立し、病床数を増加させてきた。戦後復興を経て、高度経済成長期の一九六一年に国民皆保険・皆年金が成立し、現在に繋がる基本的な社会保障制度が構築された。この間、順調な日本経済を背景に私立病床は増加しており、そのまま私立に委ねるという選択肢もあったはずだが、国公立病床は現在でも全病床の三割程度を維持しつづけている。国が国公立の病床を増やし、維持してきた理由と背景、すなわち国公立病床に期待した役割とは、どのようなものであったのか。政府発言や各種文献からそれを探り、これまで見落とされてきた戦後から一九七〇年代までの国公立の病床について、その役割と変遷を病床の推移から明らかにする。これにより、第3章以降で検討する、国立結核療養所の病床変遷の背景には、どのような公私病床の経過があったのかを把握する。

2　戦後から一九七〇年代における病床推移の概要

図2－1では、国公立・私立病院が持つ病床数の割合を示した。終戦直後の国公立の病床は、先行研究で言及したとおり、一九四五年・一九四六年のデータには欠損があるため参考としてのみ示す。公私病床の割合が明らかになったのは一九四九年からであり、一九五一年の五四％を頂点として、国公立病床が占める割合は減少している。一九五四年には、国公立病床が占める割合は四八％になり、過半数を下回るようになった。

一九四五年から一九五一年までの医療政策は、日本の占領政策を実施した連合国軍機関であるＧＨＱの指示を受けていた。終戦後の日本はＧＨＱによる間接統治を受け、それは「連合国軍最高司令官が直接、命令を国民に発出するのではなくて、覚書などの指令を終戦連絡中央事務局などをとおして、日本政府につたえる、日本政府はそれを法律・命令・規則・通牒などの形式になおして都道府県庁に伝える」方式で

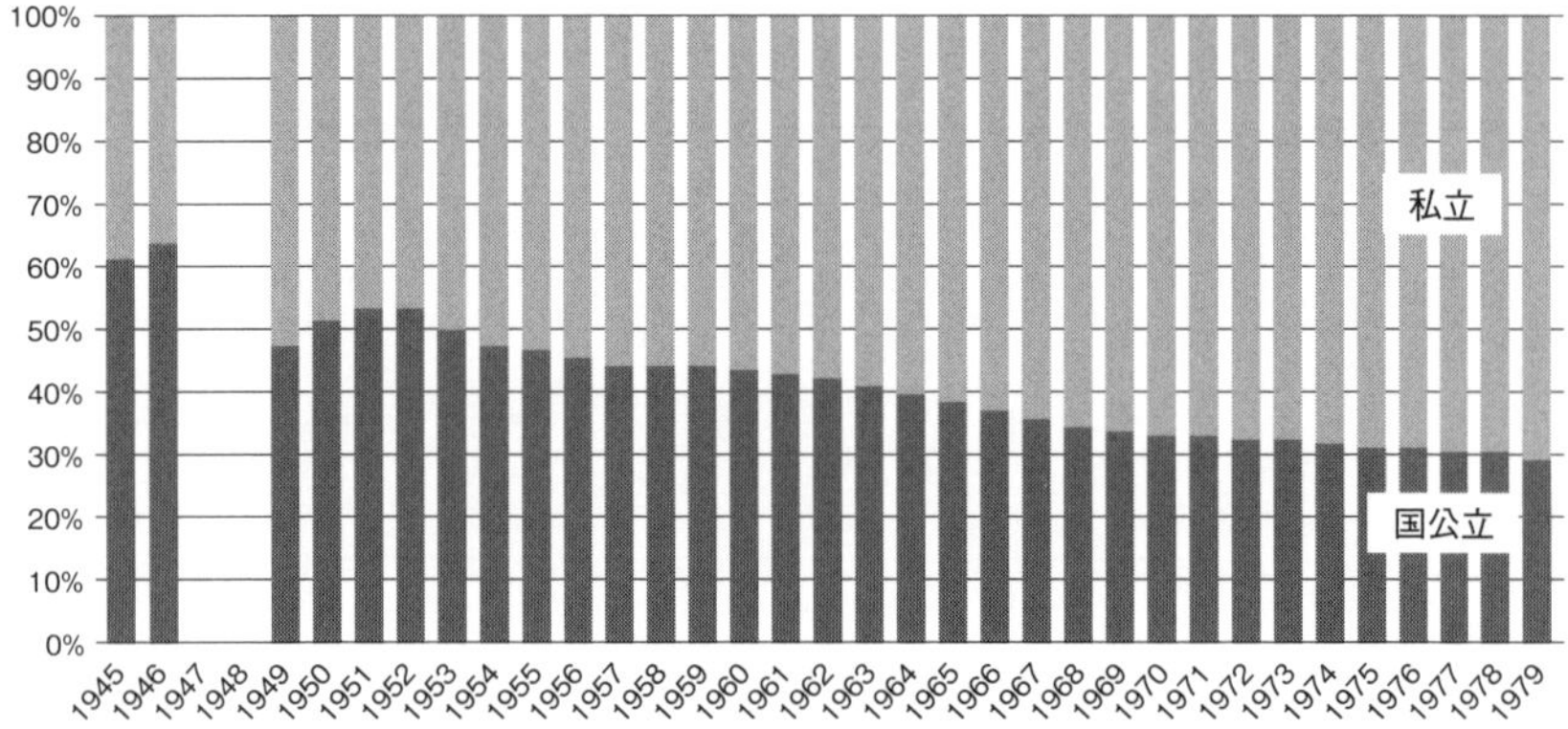

図 2-1　総病床数に占める国公立・私立病院の病床割合

＊ 1945 年・1946 年はデータに欠損があるため参考としてのみ示す。1947 年・1948 年はデータなし
＊ 1953 年までは「医制八十年史」、1954 年以降は医療施設調査（厚生省）から作成

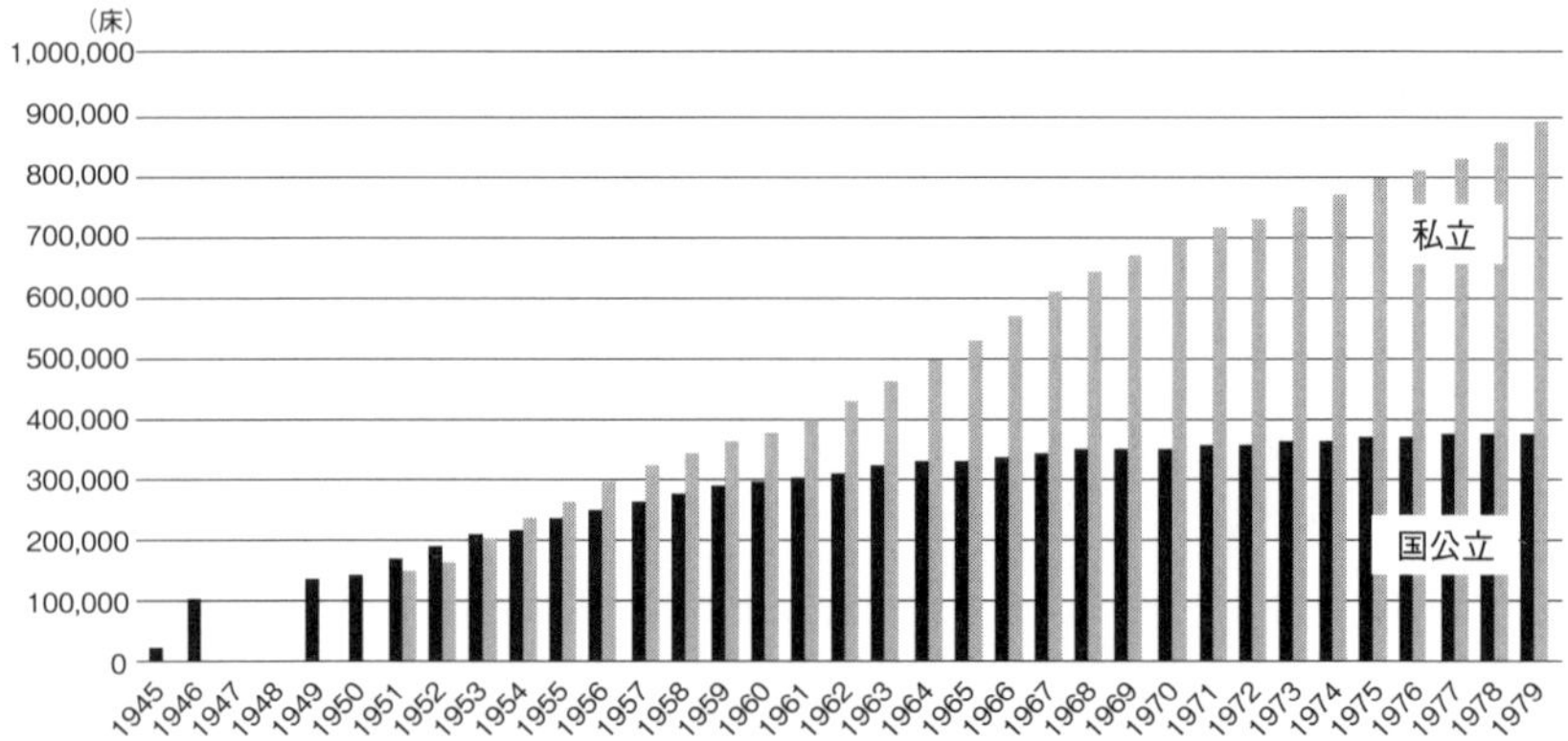

図 2-2　国公立・私立病院の病床数

＊ 1945 年・1946 年はデータに欠損があるため参考としてのみ示す。1947 年・1948 年はデータなし
＊ 1953 年までは「医制八十年史」、1954 年以降は医療施設調査（厚生省）から作成

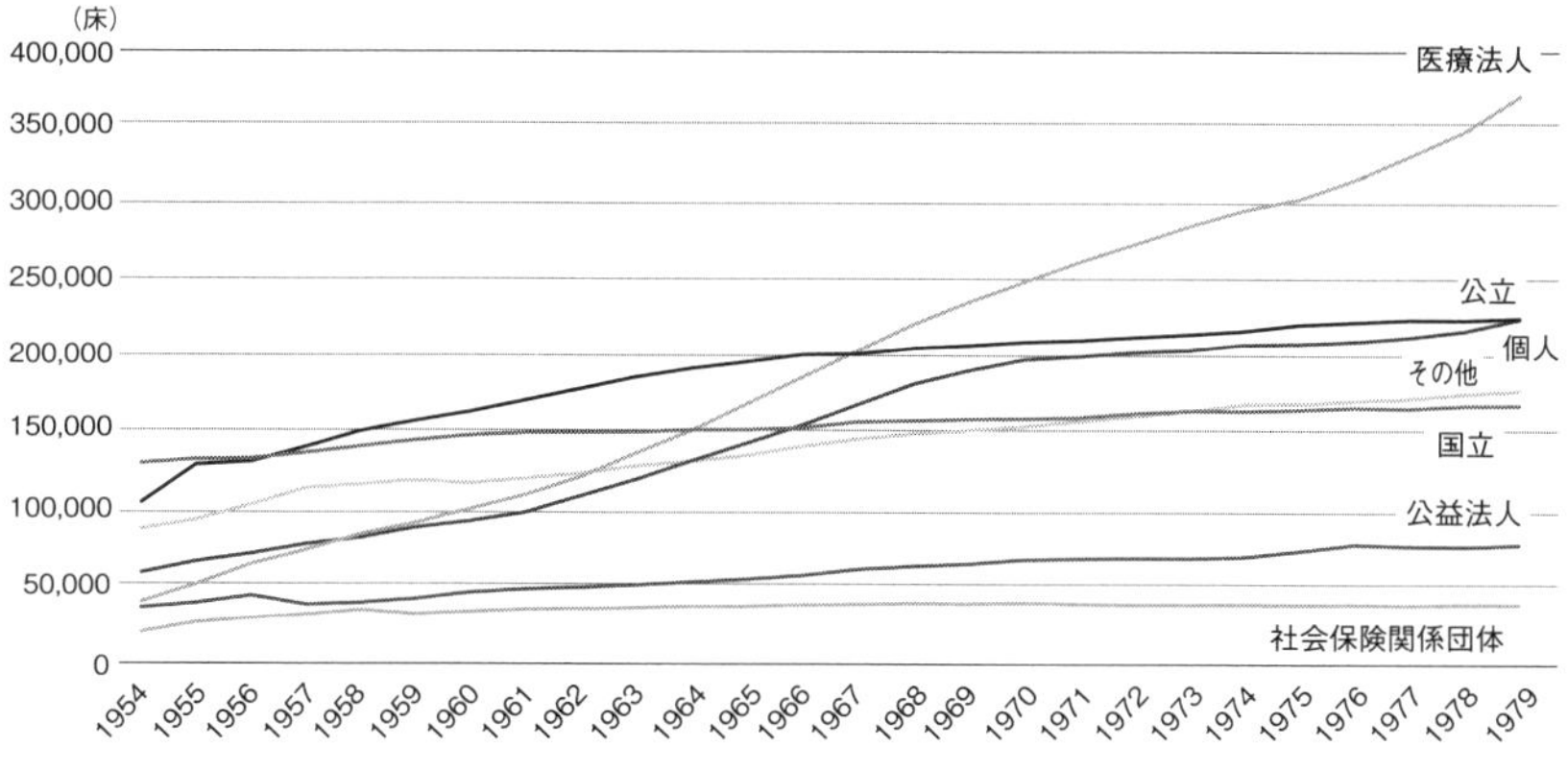

図 2-3　開設者別の病床数

＊その他には、日赤、済生会、学校法人、会社などが含まれる
＊医療施設調査から筆者作成
＊開設者別の病床数がわかるのは 1954 年からのため、1954 年以降の表を作成

あった（竹前 1988: 10）。覚書は連合国最高司令官（Supreme Commander for the Allied Powers、以下ＳＣＡＰ）によるもので、SCAP Index Number（以下ＳＣＡＰＩＮ）として番号が付され、「SCAPIN-775」のような形で発令された。ＧＨＱの間接統治による占領が一九五二年に終了して以降、国公立病床が占める割合は徐々に減少し、一九七九年には三〇％まで減少した。一九五一年まで増減の幅は大きかったが、その後は毎年一〜三％程度ずつ徐々に減少していったことがわかる。

病床数の割合ではなく、実際の数をグラフ化したものが図２－２である。国公立の病床は、前述したように全病床に占める割合としては減少するものの、病床数だけで見ると増加していることがわかる。一九五〇年から一九六〇年頃まで毎年約二万床ずつ増加し、一九六〇年頃以降からは毎年約五〇〇〇床ずつほどの緩やかな増加となった。一方で、私立の病床数は急激に伸び、一九五四年に国公立よりも多くなってからは、約二万床ずつ継続的に増加している。以上から、国公立の病床数は増加を続けるものの、それ以上に私立病床は急激な速さで病床数を伸ばしたと言える。そのため、全病床に占める国公立病床の割合としては、減少したことがわかった。

病院の開設者の種別を調査したものが図2‐3である。医療施設調査において、私立病院の法人別病床数がわかるようになったのは一九五四年以降であるため、図2‐3は一九五四年から作成している。一九五四年の病床数は国立が最も多く、続いて公立、その他（学校法人、会社等）、個人、医療法人の順であった。一九五四年以降は全ての病床数が増えているが、図2‐3が示すとおり、医療法人は飛びぬけて増加を続けている。私立の病床数が増加した要因は医療法人にあり、増床しやすい背景があったと考えられる。

社会保険関係団体とは健康保険組合、国民健康保険団体連合会、厚生年金保険福祉施設経営受託者、船員保険施設経営受託者、共済組合連合会及び日雇労働者健康保険施設経営受託者を言い、健康保険組合は含まない。一九六〇年‐一九六六年は、国民健康保険団体連合会、全国社会保険協会連合会、厚生団、船員保険会、健康保険組合及びその連合会、共済組合及びその連合会、国民健康保険組合を指す。一九六七年‐一九七九年は、前述の一九六〇年‐一九六六年のうち国民健康保険団体連合会は含まない。

3　戦後の一九四〇年代における病床

(1) 本節の流れ

本節では、一九四五年から一九四九年における国公立病床を取り巻く状況について述べる。ＧＨＱから傷痍軍人施設などが返還され、厚生省へ移管されることにより国公立病床は急増し、主要な医療提供者の役割を担った経緯を明らかにする。

(2) 傷痍軍人施設などの移管

『医制八十年史』によると、一九四九年から一九五三年までは国公立病床が総病床数の過半数を占めており、病床提供の主体であった。その背景には、一九四五年から一九五二年までの占領期における、GHQの方針による医療体制の整備があったと考えられる。日本政府は戦後、GHQより発せられたSCAPINによる指示を受け、GHQとの交渉を通して行政を執行した。戦後の医療整備は、一九四五年九月二二日のGHQ覚書「公衆衛生対策に関する件(SCAPIN48)」によって始まった。この覚書では「軍以外の病院、結核療養所及び診療所をできる限り早急に再開し、または継続すべし。病院施設不足ならば応急病院として利用し得べき学校その他の建築物を調査すべし」と示され、一般病院や診療所が再開したのである(社会保障研究所 1968:2)。

国立の傷痍軍人向け医療施設であった軍事保護院については、一九四五年一一月一三日のGHQ覚書「軍事保護院」により「日本政府は、軍事保護院のあらゆる病院、療養所、患者収容所そのほか病院施設の監督権を厚生省の一般市民の医療に責任を負う期間に移管すること、およびこれらの諸施設において行う入院医療は、退役軍人およびその家族に限定しないこと」として、厚生省への移管が指示された(厚生省医務局 1955: 5-6)。

その後、同じく国立の軍事病院である陸海軍病院に関するGHQ覚書も出され、「日本政府は、内務省が日本陸海軍の全病院、療養所、および他の療養施設の監督権を占領軍司令官より受領した際には、直ちに一般市民の医療に責任を有する厚生省に移管すること、およびこれらの諸施設において行う入院医療は、傷痍軍人及びその家族に限定しないこと」という指示のもと、同じく厚生省の管轄となった（厚生省医務局 1955: 5）。日本全土の医療体制構築を目指していた日本医療団もまた、厚生省へと移管された。日本医療団は、政府が五年間で一億円を出資した一九四二年創設の組織であり、「国民体力の向上に関する国策に即応し医療の普及を図る」（国民医療法第29条）ことを目的としていた。各地で既存の公立病院や民間病院を譲り受けたり、借り受けたりすることで全国的な管理体制を構築し、保健医療の体系化を構想していた。終戦後の取り扱いについては、ＧＨＱの回答に基づいて審議された結果、一般病床は主に都道府県へ、その他の結核病床・ハンセン病床等は厚生省に移管が決められ、一九四七年には解散が閣議決定された。

このように、軍事保護院と陸海軍病院は軍と引き離される形でＧＨＱから厚生省へと返還され、広く市民を対象とした国立病院へと生まれ変わった。日本医療団の病床も都道府県と厚生省へ移管され、国立（厚生省）と公立（都道府県）の病床数は急増したのである。

（3）医療法制定まで

一九四六年二月のＧＨＱ覚書「社会救済（SCAPIN775）」に明記された日本政府の責任は、都道府県や地方政府機関を通して、困窮者に差別なく食料や医療を提供する全国的政府機関を設立すること、それを私的な施設、または準政府機関に委任しないことであった。日本国民に対して平等な医療を提供することが、国公立病院の役割となったのである。これの実現への日本政府の対応が求められた。

同時期に、社会政策研究の中心的存在である大河内一男らは、社会保障制度を専門とする研究者たちと社会保障研究会を設立して社会保障案をまとめていた。この案では「医療は国営を究極の目的とし、それに到達するまでは社会保険運営の医療施設を全国的に設置する」とし、「医療は国営を原則」であることが提案された（社会保障研究所 1968: 159）。一九四六年三月に政府が設置した「社会保険制度調査会」の小委員会は、大河内らの案を下敷きに「現行保険制度の改善方策」を答申として取りまとめた。ここでは医療制度について「公的医療機関はこれを拡充整備すること」とされ、ここでも医療について公的機関が中心となることが提案されている（社会保障研究所 1968: 163）。

その後、一九四七年二月には医療制度審議会が設置され、厚生大臣からの諮問を受け、翌年「医療機関の整備改善に関する答申」を公表した。社会保険制度調査会の答申を引き継ぐ形で公的医療機関を中心とした医療の拡充整備の必要性を述べ、私的医療機関については「公的医療機関の及ばない場合並びにこれを必要としない対象に対する医療機関として存置すること」として、公的医療機関の補助的な役割を付与した（社会保障研究所 1968: 532）。

日本政府がGHQの指示に基づいて国公立を中心とした医療体制を構想するなか、GHQはアメリカ政府に日本の社会保障に関する調査を要請し、一九四七年八月にはワンデルを団長としたアメリカ社会保障制度調査団が来日した。翌一九四八年、調査団はGHQに対して「病院の公的奉仕の性格を認識せしめる事」、「単一の総合的計画により全国的病院組織を確立すること」、「病院の設立費用は、公金により、主として国庫負担となす事」、「病院の経常費の大部分は、公金によりまかなはるべき事」などの事項を勧告した（社会保障研究所 1968: 24-97）。

社会保険制度調査会や医療制度審議会の答申、ワンデル勧告で示された方向性を実現するため、政府は一九四八年三月に「国民医療法改正の具体的方針如何」を医薬制度調査会に諮問した。調査会は医療法案等を答申し、厚生省はそれを基に医療法案を作成した。ＧＨＱが一部修正したのち医療法は七月に成立し、病院は二〇床以上であること、診療所は患者を四八時間以上は収容できないこと、必要があれば国は設置費用の一部を補助することなどが定められた。また先の医療制度審議会の答申を取り入れて、公的医療機関が中心となって医療提供をする想定のもと、公的医療機関は「都道府県、市町村、その他厚生大臣のさだめる者の解説する病院または診療所をいう（第31条）」と定められた。

（4）国公立病床の増床鈍化

しかし、一九五四年からは国公立病床が総病床に占める割合は過半数を下回るようになり、国公立病床の増床に陰りが見え始める。その兆しは早くも、まだ国公立病床が過半数を占めていた一九四八年に見られる。一九四八年八月、マッカーサーの要請によってアメリカ医師会調査団が来日した。ＧＨＱで日本の医療関係を統括していたクロフォード・Ｆ・サムス（Crawford F. Sams）公衆衛生福祉局長によると、その理由は以下のようなものであった。

一九四七年社会保障制度調査団が合衆国の連邦社会保障総局から招かれて来日し、調査と勧告を行った。その諮問委員会が滞在中、アメリカの国会議員が連邦政府社会保障総局のいく人かと、ＧＨＱ公衆衛生福祉局が結託して、日本で強制国民健康保険制度を使って国家医療をしようという黒い陰謀があると中傷した。これは全く事実に反することであったが、アメリカ本国では、公の議論を巻き起こした。ある者はわれわれを支持し、ある者は批判した。そこでわれわれは、アメリカ医師会の代表から成る使節団の来日と事実調査

および勧告を要請した（Sams 1962=1986: 355）

サムスは、アメリカの私立中心の医療とは異なるワンデル勧告について中傷があったことを述べる。そのためアメリカ医師会調査団が来日し、ワンデル勧告に関わる事実の調査と、新たなる報告が行われた。アメリカ医師会調査団による報告は「日本側関係公私団体の公衆衛生並びに福祉計画、特に社会保険の医療分野を検討し、変更を企画するにあたっての助言と、参考の書」（社会保障研究所 1968: 98）とされ、ワンデル勧告とは異なる方向性が示された。ワンデルが勧告した国公立中心の医療について、アメリカ医師会調査団は「権威の集中」であるとし、社会主義的計画だと非難した。そして「然しながら、我が国に於けるアメリカ病院協会の如き任意団体が病院計画を拡充、改良する重要な要素となるべきことはあり得る事である」（社会保障研究所 1968: 104）と、任意団体等による病院計画の重要性を指摘した。

ワンデル勧告に基づいて一九四九年に設置された社会保障制度審議会でも、徐々に私立病院について言及されるようになった。一九四九年一一月の総会において「社会保障制度の確立のための覚書」が可決され、そこでは「医療組織については総合的規格のもとに公的医療施設の整備拡充を図るとともに、開業医の協力しえる体制を整え、また公衆衛生活動の強化拡充をはか必要がある」と、国公立病床の整備拡充は変わらないものの、私立病床を提供する開業医との協力体制を整えるという方向性が示された（社会保障研究所 1968: 171）。

(5) 国公立病院の特別会計化

国公立病床の整備を促進する動きの端緒となったのは、一九四九年の国立病院特別会計化である。一般会計を特別会計にすると資金の流れを明確化できるが、患者の医療費が今までより高額になることが懸念された。厚生技官（医務局長）の東龍太郎と、厚生事務官（医務局次長）の久下勝次は、特別会計化に関して以下のように述べている。

厚生技官（医務局長）東龍太郎

先ほどから繰返して申し上げております通り、特別会計になったから、今までの國立病院の性格をかえるようなことは絶対にございません。と申しますのは國立病院は一般の國民に対して平等に医療を行う機関である。この國立病院の本質が、國としてそれを守っておる限りさようなことは絶対にないことを私から申し上げます。（第五回国会　衆議院厚生委員会　第八号　一九四九年四月一三日）

厚生事務官（医務局次長）久下勝次

結局國立病院の経営はやはり当然医療費のとれる人からは医療費をいただいて医療を行って行くというのが建前であります以上、そういう面における能率の増進ということが、特別会計をやることによって相当期待せられるということは大なる利点であると思うのであります。そういたしますことは、同時に病院の歳出の面におきましてもむだを省いて行き、あるいは職員の勤務につきましても適材を適所に配置いたしますとかいうようなことが、当然特別会計の実施によって期待をせられますので、それらの点から病院全般が能率的になって行くということは、國立病院の運営上特別会計制をとる利点であると考えるのであります。（第五回国会　衆議院厚生委員会　第八号　一九四九年四月一三日）

東は、国立病院は一般の国民に対して平等に医療を提供する役割を担っており、それは今後も変わらないことを述べた。久下は、特別会計化することで基本的に有料として診療費を徴収する方向を推し進めること、人事面でも効率化が期待できることを利点として述べている。それまでの国立病院は基本的に無料、または減免による軽費であったため、経済的事情によらず受診や入院が可能であった。しかし特別会計化によって原則有料となり、減免による軽費の措置を講じるという体制へ舵を切ったのである。

4　一九五〇年代――国公立病床の減少

（1）本節の流れ

本節では、一九五〇年代における国公立病床の推移と求められた役割について検討する。一九五〇年代に入り、国公立病床の割合は減少し、代わりに私立病床が増加していく。特に、国の方針により医療法人が顕著に増床し、私立病院、中でも医療法人に医療提供の役割が期待されるようになっていく。国公立には、患者が減少する結核病床は維持しつつも、僻地への病床設置の役割が新たに期待されるようになった経緯を述べる。

（2）国公立病床の割合の減少と私立病床の増加

国立病院が特別会計化され、診療が基本有料となるなか、一九五〇年頃からは私立病床に対する整備も始められた。一九五〇年の社会保障制度に関する勧告では、「公的医療機関や私的医療機関は本制度に協力し、これに従事するものの生活安定をはかる必要がある。国は以上の施設の推進と拡充のために大幅の補助をなすとともにその責任をもたねばならぬ。ただし、施設の設置や運営については地方公共団体が中心となることが望ましい」とされたが、「以上のような立場から、私的医療機関の普及とあわせて医療機関の整備はつぎのようになされなければならない」として、初めて私立病院を普及について言及があった。同時に「医療機関は公私を問わず、本制度に協力参加すること」とも記載されており、徐々に私立病床の設置に目が向けられたことが分かる（社会保障研究所 1968: 196-197）。

私立病床の増床については、先に示した図2-1～図2-3でも明らかである。図2-1～図2-3では、一九五一年以降、国公立病床が占める割合が減少し、私立病床の増加、特に医療法人による病床が増加していることを示した。この要因としては、一九五〇年に施行された医療法人制度がある。厚生事務官（医務局次長）の久下勝次は、医療法改正の文脈において、財政上の理由から公的医療機関の整備が十分には行われておらず、医療機関整備のひとつとして医療法人制度を創設する必要性について述べている。

厚生事務官（医務局次長）久下勝次

ことに医療法におきましては、御承知の通り公的医療機関の開設に対して、国庫補助を与え得る規定もございますが、先般御審議をいただきました予算にも現われております通り、私どもの希望にかかわりませず、財政上の理由から、この方も十分に実現を見ていないというふうなことであります。これらの問題が未解決のままに、この法案が改正になったからといつて、ただちに医療機関が整備できるというふうには考えておらないのでありますが、少なくとも医療機関整備に関する一つの隘路を打開するということにはなり得ると考えておりますとともに、お話のありましたような点、その他医療機関整備の障害となっておりまするような各般の事態につきましては、私どもとしては、今後全力を盡しまして、その改正に努めたいと思っている次第であります。（第七回国会　衆議院厚生委員会　第二五号　一九五〇年四月一〇日）

こうして医療法が改正され、医療法人制度は成立した。医療法人について一九五〇年八月二日の「厚生省発医第九八号各都道府県知事宛厚生事務次官通知」では、「本法制定の趣旨は、私人による病院経営の経済的困難を、医療事業の経営主体に対し、法人格取得の途を拓き、資金集積の方途を容易に講ぜしめること等により、緩和せんとするものであること」と明記されており、私人による病院経営がしやすくなるよう意図されたものが医療法人であったことがわかる。

（３）結核病床の推移

図２-４では、一九五〇年代以降の病床別割合の推移を示した。一九四六年の結核病床数と、一九五〇年の伝染床数のデータがないため、図２-４は一九五一年から作成している。結核病床は結核患者の隔離・入院の命令により数を伸ばし、一九五五年には全病床の四七％が結核病床となった。その背景には、世界の傾向と同様に日本でも結核が蔓延していたことがあり、一九四七年から

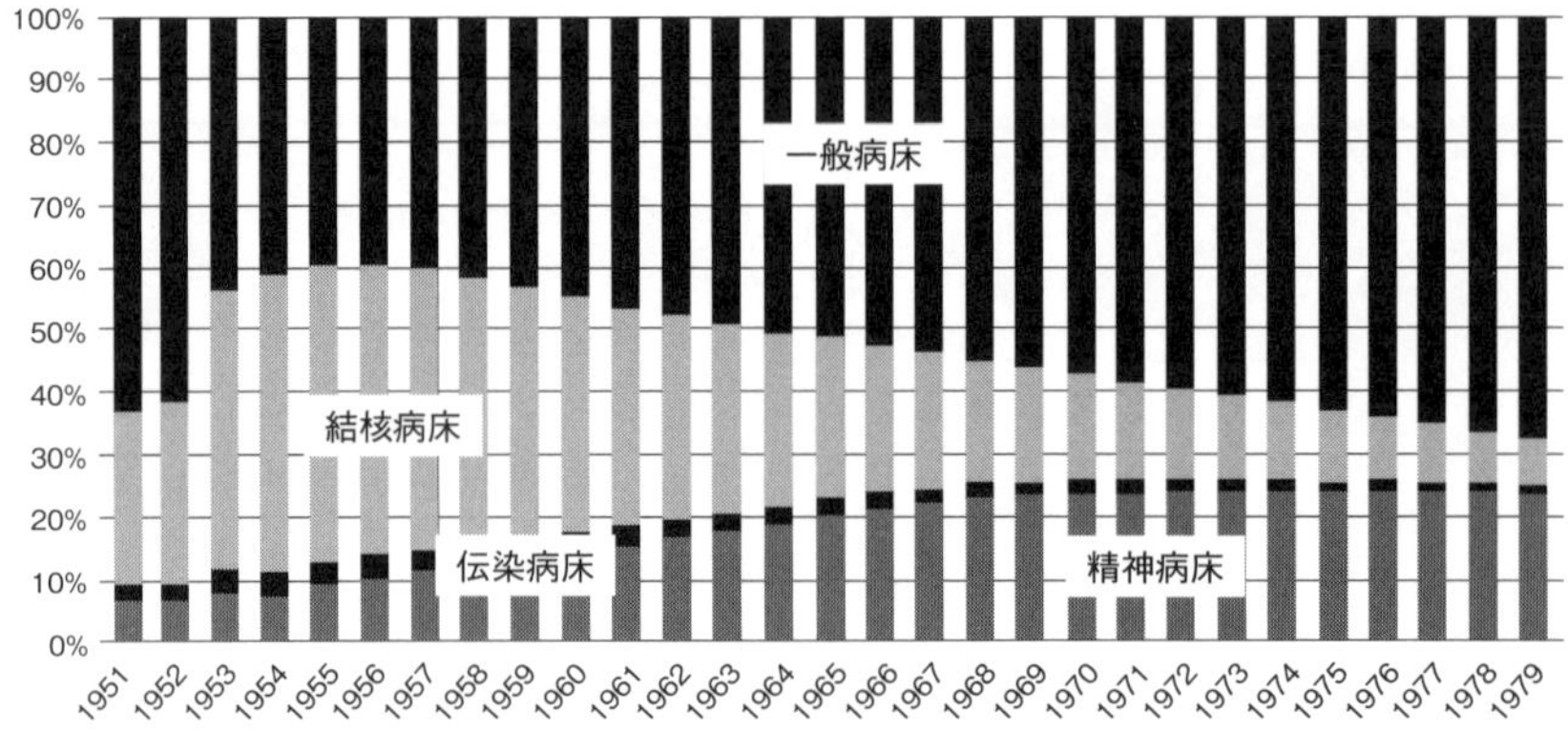

図 2- 4　病床別割合の推移

＊ 1946 年は結核病床数がデータなし、1950 年は伝染病床がデータなしのため 1951 年から筆者作成
＊ 1953 年までは「医制八十年」、1954 年以降は医療施設調査（厚生省）から筆者作成

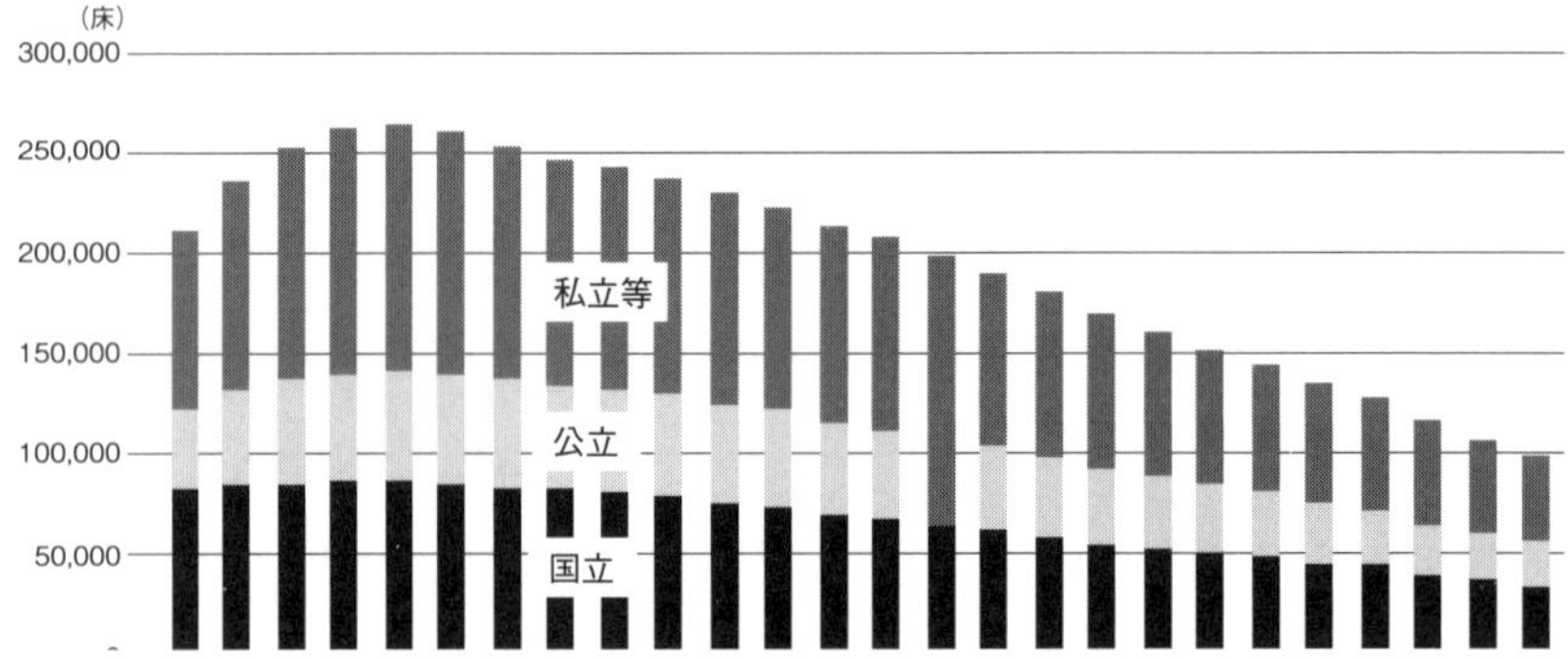

図 2-5　結核病床の開設者

＊医療施設調査（厚生省）から筆者作成
＊医療施設調査において開設者別かつ病床別に集計されている年が 1954 年からとなるため開始年は 1954 年となっている
＊その他には医療法人、個人、会社、済生会、厚生連、社会保険関係団体、独立行政法人などが含まれる

一九五〇年における日本人の死因第一位は結核であった。しかしその順位は、一九五一年～一九五二年には第二位、一九五三年には第五位へと変化し、代わりに一九五一年からは脳血管疾患が一位となり、二位には悪性新生物が上がってくるようになった。つまり、一九五〇年頃までは結核による死亡割合は増加していたが、その後は次第に減少していったのである。結核病床はそれを五年ほど後追いする形で、一九五五年まで増加した後で減っていった。

図2‐5は、結核病床開設者の推移である。病床別の開設者が集計され始めた年が一九五四年のため、一九五四年から一九七九年までのグラフとなっている。国立療養所年報によると、国立結核療養所の病床が総結核病床に占める割合は、一九四九年は五四％、一九五〇年は五三％、一九五一年は四六％と推移した。図2‐5で示したように、公立と合わせると、常に結核病床の半数以上を国公立が占めていることがわかる。国公立病院は、私立病院などが結核病床を減らすなか、その後も主な病床提供者の役割を担い続けていたと言える。

（4）国公立に対する僻地の病床設置への期待

前述のように、日本人の主な死因は一九五〇年代に結核から脳血管疾患や悪性新生物に移り変わり、それに合わせて病床構成も変わり始めた。一九五〇年代は、結核病床を脳血管疾患などの病に対応できる一般病床へと転換する動きが起こり始めた。このような変化を受けて、総合的な病院計画について検討する必要性が唱えられるようになった。一九五六年に社会保障制度審議会は「医療保障制度に関する勧告」を公表し、医療における機会の不平等について指摘し、以下のように勧告している。

医療法制度の確立に当って、国がもっとも力を注がねばならないのは、私的医療機関をも含めての医療機関網の整備である。ことに無医村解消のための積極策としては、公営診療所などの設置など公的医療機関網の整備が必要となってくる。このことは従来しばしばみられたような公的医療機関の濫設を意味するものであってはならない。もちろん、とくに国民経済力と見合わないようなぜい沢な病院が一地域に多数偏在するごときは厳に戒めなければならないとともに、今後はいやしくも公的資金により開設設置される病院については、それがどの省の所管に属するとしても、医療機関網の計画的整備の見地から、強力に、その地理的配置、規模、設備、機能などについての規制を行うべきである。(社会保障研究所 1968: 231)

つぎに、公的医療機関の中枢となるべき国立病院については、従前の軍施設を引きついだものなどが多く、その配置の均衡、立地条件その他についての問題が少なくないから、この際体系的にその整備を断行する必要がある。(社会保障研究所 1968: 232)

勧告では、私立病院も含めた医療機関ネットワークの構築、偏在する病院立地の是正、特に無医村解消のため国公立病院・診療所の整備が必要であるとしたが、従来のように公的医療機関の濫設であってはならないとも警告する。また、医療機関網の計画的設置の視点から、公的資金による病院については規制を行わなければならないとした。

このような流れの中で、厚生省は「医療機関整備計画」(一九五〇年)や「基幹病院整備計画要綱」

（一九五一年）に基づいて、一九五九年に医療機関整備計画案を公表した。この計画案では、診療所の整備は私的医療機関を中心として整備すること、僻地については公的医療機関の出張診療所を設置することとされた。また私的医療機関の普及を図るため、医療金融公庫を通じて積極的に資金の融通を図ることも明記された。一九五〇年代、国公立病院には、地域偏在を改善する出張診療所の設置や僻地医療の実施が期待されると同時に、規制が提案されるようにもなった。一方、私立病院・診療所には、医療金融公庫を通じた積極的な地域医療への貢献が期待されるようになった。

5　一九六〇年代――国公立病床の役割の模索

一九六一年に国民皆保険制度が始まり、誰もがどこでも平等に医療を受けられる体制の早急な構築が要求され、地域偏在を改善するために医療機関の整備が求められるようになった。財政難や疾病構造の変化を受けて医療提供体制の変革が迫られ、一九六二年には医療法の一部が改正された。一九五〇年代後半の国公立病床に対する規制の流れを受けて、都道府県知事は病床過剰地区において国公立病院の新設および増床に許可を与えないことができるようになった。国公立病床の都市部での増加を抑制する代わりに、僻地への病院・診療所の整備について努力義務が課された。しかし財政難から、僻地への医療整備は円滑には進まず、医療金融公庫を利用した私立病院の新設と増床が促進された。先の図2-2に示した通り、一九六〇年代に入ってからは私立病床が継続的に増床した。国公立病床も規制を受けながら、緩やかに増床していった。

一九六三年、医療制度調査会による「医療制度全般についての改善の基本方針に関する答申」で、国公立病床の規制が見直された。国立病院は「特色のある運営」を行って「採算のとり難い高度の設備を必要とする施設」であり、病床は長期療養者、特殊な疾病の患者、貧困者を対象とするべきであるという方針が提示された。そして、国はそのために財政的措置も行うべきだとも述べられていた（社会保障研究所 1968: 637-655）。公的資金を基に、貧困者や僻地医療への対応だけでなく、長期療養者や特殊疾病者も国立病床が担うべき患者であると位置づけられたのである。

厚生省所管の医療施設は国立としての立場から特色のある運営を行い、医療の水準を向上させるような努力を払うべきである。したがって、これらの施設は原則として、採算のとり難い高度の設備を必要とする施設、長期療養を必要とする施設、特殊な疾病のための施設、貧困者のための施設等とすべきである。（略）以上のように、厚生省所管の医療施設を性格づけるため、国において必要な配慮を加えるとともに十分な財政的措置を講ずべきである。（社会保障研究所 1968: 650）

国立病床が担うべき特色として、採算が取りにくく、高度設備と長期療養を要する特殊な疾病の患者の受け入れが示された。その背景には、社会的な要因があると考えられる。その一つとして、一九六一年に日本で初めて開設された、重症心身障害児施設の島田療育園が挙げられる（詳細は第5章において述べる）。また、障害児の親の会の積極的な活動は国から補助を得るだけでなく、医療が必要となる重症心身障害児などの入所施設設置を厚生省に求める流れへと広がった。その結果、国立の医療施設でも重症心身障害児者の入所が検討され始め、長期療養を必要とする特殊疾病の患者の受け入れも、国立病床の役割として想定されるようになったと考えられる。その後、厚生省は一九六四年に国立結核療養所に筋ジストロフィー病床を設置し、筋ジストロフィー児の受け入れを始めた。一九六六年からは重症心身障害児の病床も設置を始め、国立における長期療養の特殊疾病患者の病床設置が始まった。

6　一九七〇年代──国公立病床の役割の拡充

(1) 本節の流れ

一九七〇年代、国公立病床の規制化を見直そうとする提案がなされ、再整備への動きが見られた。それまでの結核病床と伝染病床を維持しつつ、新たに獲得した重症心身障害児など特殊疾病患者の病床に、精神病床も加えて、国公立が長期療養を要する特殊疾病患者の病床を担う役割を拡充していった経緯について述べる。

(2) 国公立病床に対する規制緩和の動き

国民皆保険によって制度上は誰もが医療にアクセスしやすい環境となった一九六〇年代、前述した「医療制度全般について改善の基本方針に関する答申」において、がん・高血圧・心臓病などの成人病、結核、精神病患者、身体および知的障害者などの施設整備を急ぐ必要が示された。国公立の病床規制に対する厳しい方針は、一九七〇年代に入って変化が見られるようになる。一九七〇年の社会保険審議会「医療保険の前提問題についての意見書」では、以下のように述べられている。

疾病予防、治療、リハビリテーションを通じる一貫した国民医療の確保という観点の下で、医療機関の機能分化、適正配置、各種医療機関相互の連携補完の関係の強化、共同利用施設の整備等、総合的かつ体系的な整備を行い、医療の効率化をはかることが必要である。その具体化にあたっては、公的医療機関を中心に大幅な公費の投入、地域計画の確立が必要である（社会保障研究所 1975: 221）

公的医療機関に大幅な公費の投入が必要と記された点において、今までの規制に向けた流れとは異なる変化が見られた。また、一九七一年の社会保障制度審議会の答申「医療保険制度の改正について」では、次のように述べられている。

皆保険になっても自由開業本位の体制は変わらず、私的医療機関が医療制度の主体をなす姿は変わっていない。私的医療機関に対しては多額の低利資金が貸し付けられ、その増強が図られる半面、公的医療機関の病床についての法律的な規制が行われた。先進諸国と比べ、わが国の医療機関の公私の分担区分は著しくゆがめられている（社会保障制度審議会事務局 1971: 760）

現在、経営主体ごとに無計画に設けられている国公立病院など公的病院について、地域的、機能的にその役割を再編成し、計画的にその整備を行う。これについては、現在、本来は公的医療機関の守備範囲とされるべき分野でも、私的医療機関が存在している場合は、それを優先させているという姿を改めることはもちろんであり、公的病院の整備について加えられている一切の不合理な制度的、実際的な制約を取り除くとともに、整備に必要な公的投資を積極的に行ってこれを促進すべきである。（社会保障制度審議会事務局 1971：762）

ここでは公私の分担区分について言及があり、一九五〇年代から一九六〇年代に行われてきた国公立病床の規制とは逆の方針が提案された。このように方針が変化した背景には、高度経済成長を受けて拡充してきた社会保障制度の発展が一つの要因として考えられる。一九六一年に国民皆保険・皆年金が達成され、一九七三年は高齢者の医療費無料化と、医療費が高額の場合は補助が受けられる高額療養費制度も始まり福祉元年と呼ばれた。公費を投入して社会保障制度を拡充しようとする流れに促され、国公立病床への公費投入という方針が示されたものと考えられる。

（3）国公立病床が担う役割の拡充

国公立病床の規制撤廃や公費投入が提案されるという変化の中、実際の国公立病床はどのように推移したのであろうか。病床数については、図2-2で示した通り、一九七〇年代は毎年約五〇〇〇床程度の緩やかな増加で大きく伸びてはいない。病床別の推移にどのような変化があったのかを示したものが図2-6である。医療施設調査において、国立・公立・私立などの開設者別の病床数の集計が始められた年が一九五四年であるため、図2-6は一九五四年が開始年となっている。開始年である一九五四年の病床数を一として、毎年の病床数の推移を示した。結核病床数は継続的に減少しており、伝染病床は一九六〇年代に微増するものの、一九七〇年代に入ってからは減少に転じている。継続的に増加しているのは一般病床と精神病床であ

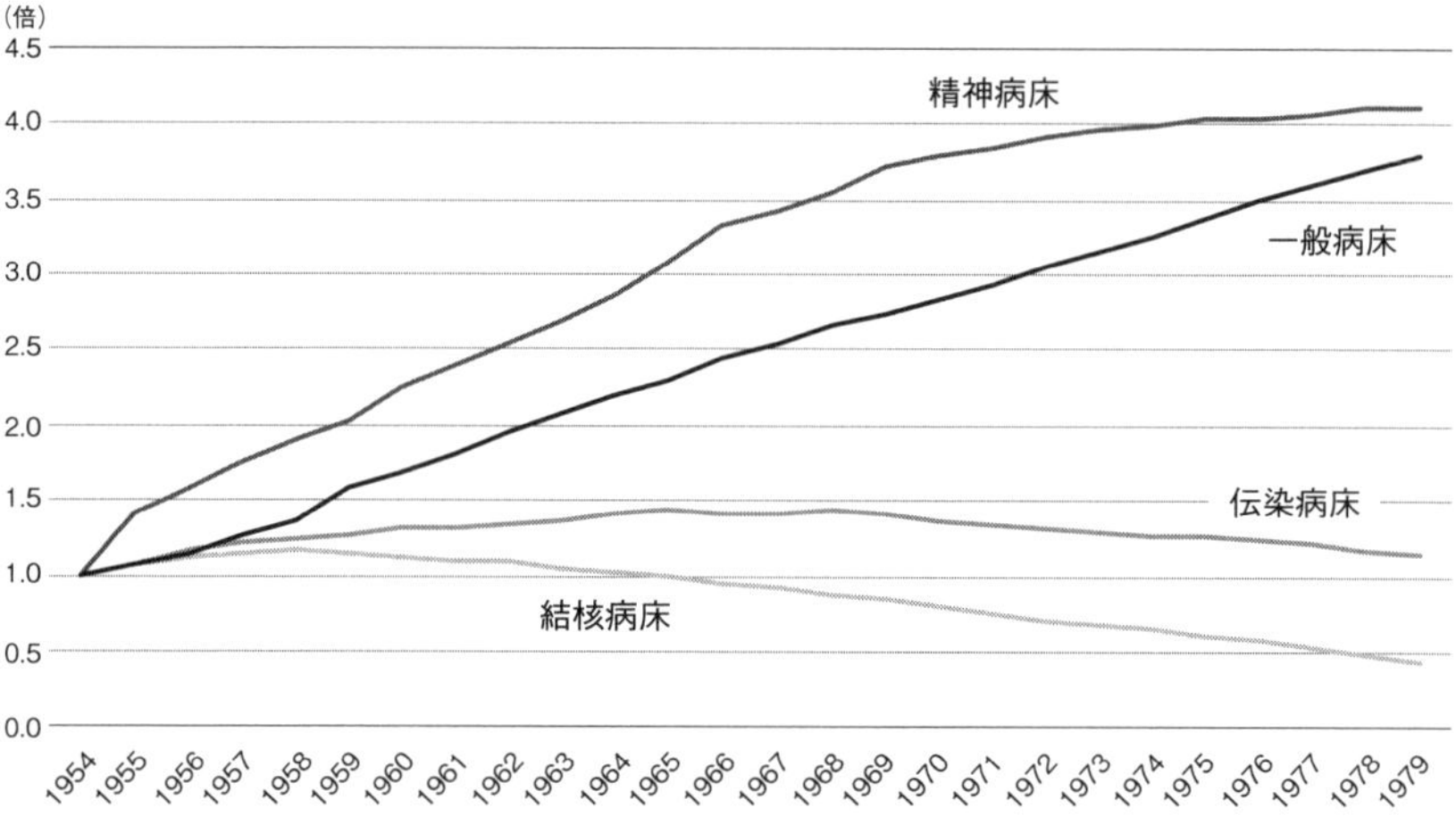

図 2-6　1954 年の国公立の各病床数を 1 とした時の推移

＊医療施設調査（厚生省）から作成

＊医療施設調査において開設者別かつ病床別に集計されている年が 1954 年からとなるため開始年は 1954 年となっている

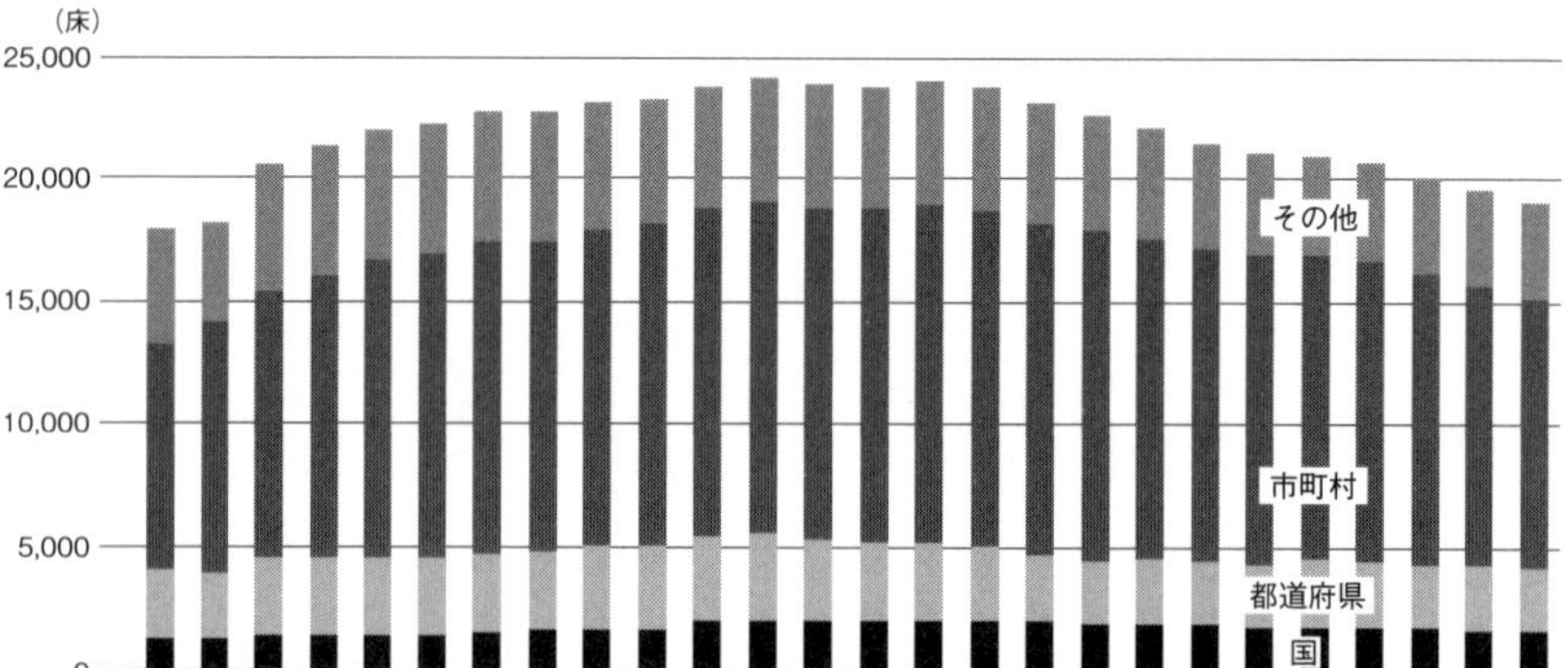

図 2-7　開設者別の伝染病床数

＊医療施設調査（厚生省）から作成

＊医療施設調査において開設者別かつ病床別に集計されている年が 1954 年からとなるため開始年は 1954 年となっている

＊その他には医療法人、個人、会社、済生会、厚生連、社会保険関係団体、独立行政法人などが含まれる

り、特に精神病床数は約四倍にまで伸びている。国公立病床が最も力を入れて増やそうとしたのは精神病床であったと言えるだろう。この時期は、国公立だけでなく私立でも同様に精神病床を急増させており、そのことについては後藤基行（2019）が詳しい。

図2-7は、開設者別の伝染病床数の推移である。一九七〇年頃まで総病床数は増加し、その後、減少している。伝染病床の特徴は、常に公立、特に市町村による病床数が最も多いことであり、市町村病床の果たしていた役割が大きい。一八九七年の伝染病予防法で、市町村は伝染病院または隔離病舎の設置が義務づけられていることが要因である。

国公立病床は一九六〇年代以降、結核病床数と伝染病床数を減らした。しかし、反対に特に精神病床の増床に力を入れたことから、結核および伝染病床が減少したことによる診療収入減を、精神病床で補ったと考えられる。日本の精神病床数は世界で最も多く、国際的な流れと逆行して病床を増やしてきたことは周知の通りだが、国公立病床もまたその一部を担ったものである。

第3章
国立療養所の設立
——一九四〇年代

第3章では、第2章のなかで述べた公私病床の経過を踏まえて、終戦後の一九四五年から一九四九年における国立結核療養所の設置とその後の経過について示す。

1 国立療養所の設立

(1) 国立施設としての国立療養所

第1章で述べたように、国立療養所は厚生省設置法(現在は廃止)のなかで「特殊の療養を要する者に対して医療を行い、あわせて医療の向上に寄与する機関」と定められている国立施設の一つである。病床を持つ施設であり、国立病院に含まれている。第2章においても述べた、ワンデルを団長とするアメリカ社会保障制度調査団の報告書では、国立病院について次の通り述べている。

表 3-2　各療養所の施設数

年	結核療養所	精神療養所	脊髄療養所	合計
1945	36	3	1	40
1946	36	3	1	40
1947	141	3	1	145
1948	142	3	1	146
1949	141	3	1	145

＊資料：昭和 54 年度国立療養所年報(厚生省)

国立病院はその受けた医療に対して支払い能力ある患者からは料金を徴収し、相当数の保険患者をも治療するが、経常費の八〇％は、一般歳入から補助せられるからである。これらの病院は、主として低収入の人々に医療を与えることに従事しているのであるが、その現患者の約五〇％は戦時中に受けた慢性的疾病のための医療手術を受けている旧軍人から成っている。（社会保障研究所 1968: 56）

国立病院は一般病院と異なり公費が投入されているため、応能負担による低廉な診療費徴収を行う病院であるとされていた。また、戦中は軍事病院であったため、一九四六年の時点でも患者の半分は旧軍人であり、恩給的性格を併せ持つ病院であった。国立療養所は、以上のような政府方針に基づいて運営される国立の施設であったと言える。

(2) 設立時の施設数

表3-2は、一九四五年から一九四九年までの国立療養所における各療養所数の推移である。一九四五年および一九四六年は計四〇施設と変化はなかったが、一九四七年には一四一施設に急増した。これは、日本医療団の持つ施設が一九四七年に厚生省へ移管されたことによるものであり、詳細は後述する。

（3）陸海軍病院および軍事保護院の返還

一九四五年から一九四八年までのＧＨＱの占領政策方針は「降伏後に於ける米国の初期の対日方針」（一九四五年九月二二日、アメリカ政府発表）の第一部「究極の目的」において示された、「日本国が再び米国の脅威となり又は世界の平和及安全の脅威とならざることを確実にすること」、「他国家の権利を尊重し国際聯合憲章の理想と原則に示されたる米国の目的を支持すべき平和的且責任ある政府を究極に於て樹立すること、米国は斯る政府が出来得る限り民主主義的自治の原則に合致することを希望するも自由に表示せられたる国民の意思し支持せられざる如何なる政治形態をも日本国に強要することは聯合国の責任に非ず」といったことから、一般的に非軍事化・民主化であったと考えられている。実際に、ＧＨＱは非軍事化として、軍や政府の指導者に対する裁判および公職追放、民主化として治安維持法の廃止や満二〇歳以上の男女に対する選挙権の付与などを行った。

このような占領政策が行われるなか、旧陸海軍病院や傷痍軍人医療施設である軍事保護院はＧＨＱの監督下に置かれていたが、前章で述べた通り、一九四五年九月二二日のＧＨＱ覚書「公衆衛生対策に関する件（SCAPIN48）」により、まずは一般病院等の再開が指示された。その後、民主化・非軍事化が進展するなかで、旧陸海軍病院および軍事保護院の処理についても検討されることになった。『国立病院十年の歩み』によると、「政府は当時の混乱した社会情勢及び予想される海外よりの大量の復員者、引揚者の医療対策等を考慮し、占領軍に対し陸海軍病院等の返還を求め」た。その結果、軍事保護院は一一月一三日に「軍事保護院」覚書により、陸海軍病院は一一月一九日に「日本帝国陸海軍病院」覚書によりＧＨＱから日本政府に返還された（厚生省医務局 1955: 5-6）。このように一般病院の再開だけでなく、国立の軍医療施設も早期に返還された背景については、終戦直後の劣悪な公衆衛生環境や医療が必要となる多くの日本人の存在だけでなく、GHQの占領方針であった非軍事化・民主化も返還を後押ししたと考えられる。旧日本軍の医療施設を早期に軍から切り離し、戦中は患者は軍関係者のみであったが、軍関係者以外も利用できる一般病院への変更が目指されたと言える。

（4）厚生省への移管

一九四五年一一月に、日本政府へ返還された軍事保護院および陸海軍病院は一二月に厚生省へ移管された（内務省から厚生省へ移管）、政府は厚生省に外局として医療局を新設した。そして、医療局が管掌する医療施設として、陸海軍病院は国立病院へ、主に結核の傷痍軍人を収容していた軍事保護院は国立療養所へと編制された。それにより国立療養所は、結核療養所が三六箇所、ハンセン療養所が一〇箇所（沖縄を除いて全国に九箇所あった療養所と軍事保護院から移管された一箇所）、精神・頭部療養所が計三箇所（頭部療養所は一九五〇年に精神療養所と統合し、精神頭部療養所に再編成。その後、一九五七年に精神療養所に名称変更）、せき髄療養所が一箇所、温泉療養所が一〇箇所（温泉療養所は一九五〇年から国立病院に転換）、保育所二箇所（その後、病院の分院へと転換および他施設に転用）として発足した。

一九四五年一二月一七日から開催された国立病院長及び国立療養所長事務打ち合わせ会議において、塩田医療局長官は業務運営に関しての留意点として、次の通り五点を挙げている。第一は「新事態に即応する頭の切り替えについて」として、軍事病院・施設だった国立病院・療養所を一般国民へ開放を実現すること、第二に病院・療養所の内容を充実させ「他の範とするに足る」病院を作ること、第三に秩序の確立として、「博愛に基づく秩序規律の確立保持を是非とも成し遂げて戴きたい」、第四に地方実情の把握、第五に医療局出張所などとの緊密な連携である。このような長官の発言には、「職員及び患者の殆どすべてが旧軍人軍属であつたため、軍病院の気風がそのまま存続するおそれがあり、かくて国民がこれになじまず、国立病院として一般に開放せられた意義を失うことを憂えた」という背景があった（厚生省医務局 1955: 58-60）。それゆえ、特に数カ月前まで軍属であった設立当時の国立療養所は、一般市民には馴染まない強固な上司と部下のような上下関係や、命令口調の態度、厳しい団体行動の規則などが残っていたと考えられる。このような状態では、一般市民が入院しても心と体の安静を保つことは難しく、一般市民を受け入れるという国立病院・療養所の使命を果たすことができない。そのため長官は業務運営の留意点として、博愛に基づく秩序規律の確率などを訓示したと考えられる。

2　日本医療団の施設が国立療養所へ

（1）日本医療団とは

第2章でも言及したが、日本医療団は、戦時中の健民健兵政策を背景として、一九四二年に公布された国民医療法によって規定された組織である。野村拓（1977）によると、一九四〇年に医薬制度改善方策が答申された後、次のような流れのなか、一九四二年に国民医療法が公布された。

他面臨戦態勢と不可分の関係にある、人口増強、国民体力向上の要請は漸く本格的となって、基本国策として強調されるに至り、ついに積極的に健民健兵の基調となる医療の適正と、国民体力の向上を図るべき画期的立法が断行されるに至ったのである。(野村 1977: 7)

国民医療法の第5章に日本医療団の創設は規定され、川上武(1965)は次のように、日本医療団について述べている。

医療団は政府出資を根幹とする特別法人で、その事業は病院、診療所および産院の経営、医療関係者の指導錬成ならびにこれらの業務に付帯することを主とした。政府は医療団に五年間で一億円の出資をなし、地方公共団体はこれに病院等の現物出資ができるようにした。(川上 1965: 456)

政府の関わりが強い特別法人の医療組織であることから、国会では医系議員から、日本の自由開業医制度を覆そうとする国営医療組織だと強く批判された。そのため小泉親彦厚生大臣は日本医療団について、自由開業医制度を覆すものではなく、医師会とともに医療に関わる組織であるとして以下の通り述べている。

日本医療団は、第一にその目的は、結核の撲滅と無医地域の解消を目標とし、あわせて医療内容の向上を図るものである。第二に業務として、日本医療団はその目的達成のため結核療養所一〇万床を目標に八万床を増設し、無医地域の解消を目指して必要な診療所及び地方総合病院を新設するほか、必要に応じては既存の医療機関をも移管してこれらの経営にあたり、それによって中央、地方を通じた必要最小限の医療組織体制を整備する。特殊な医療機関を統合する考えはない。［中略］第五に開業医との関係については、日本医療団は開業医に協力し、その発達に寄与する方針である。［中略］医療の官僚化を招かないよう十分注意していく方針である。（久下 1977: 31-32）

すなわち、日本医療団とは開業医と協力しながら、蔓延する結核の撲滅と無医村地域の解消を目指す必要最小限の組織であることが強調された。また、小泉厚生大臣は、「地方に診療所を設ける場合には地域の医師会と協調し、できるだけ地方の実情に沿うよう医師会の希望を入れること」という委員長からの要望に対し、要望通りの措置を行う考えであると答弁している（久下 1977: 31-32）。このような国会における医系議員からの厳しい批判や質疑応答の後、一九四二年二月に国民医療法案が貴族院を通過・成立した。国民医療法第29条では、日本医療団は、「国民体力の向上に関する国策に即応し医療の普及を図るを以て目的とす」とされた。このことに懸念を感じた日本医師会はすぐに以下のような声明を出している。

然しながら将来に於ける医療団の病院診療所設立計画が、既存開業医との関係に於ける措置の当否如何によっては、両者の摩擦は必然的であり、これに対し、小泉厚生大臣が医師会と連絡協調する旨を再度に亘って言明されたことは、医療団の将来と開業医並びに医師会との関係を明朗化したものと言わねばならぬ。我々をして端的に言はしむるならば、医療団は現下保健国策の重要問題たる結核の療養予防施設を以て専らとするのが妥当ではなかろうかと思う。［中略］農村開業を極力奨励すると共に尚ほ僻地にして開業不可能なる地域に医療団の診療所又は出張診療所を設置することを適当と認むるものである。（久下 1977: 35）

このように医師会は、開業医と医療団の将来的摩擦を不安視したが、結核療養施設を運営する組織としての日本医療団、開業医がいない僻地における診療所などの開設については理解を示した。

小泉厚生大臣によって、日本医療団の目的は結核対策の病院・診療所の設置と無医村の解消であり、医師会と協力しながら必要最小限の医療組織を整備することが強調された。日本医師会から日本医療団には、専ら結核療養施設と開業医がいない更なる僻地における診療所又は出張診療所の設置が促された。このような状況について菅谷は、「日本医師会にかなりの気兼ねをしている様子が、手にとるようである」と述べている（菅谷 1981: 129）。日本医療団は、全国的な結核対策の医療組織の設立を目的としているため、医師会本部だけでなく地方医師会との円滑な関係が必要不可欠であった。そのため、今後の日本医療団の結核療養所や診療所などをどこの地方に設置するのか、どのように運営するのか等において、政府は医師会が声明で表明したような方向性に配慮し、極力、摩擦を減らす努力が必要になったと言えるだろう。

（2）日本医療団の設立と解散、国立療養所への編入

一九四二年四月に国民医療法に基づき日本医療団令が施行され、六月には総裁を稲田龍吉（当時、東京帝国大学名誉教授。後の日本医師会会長）として日本医療団が設立された。日本医療団は、結核病床の一〇万床計画を策定し、結核療養所の新たな建設だけでなく、全国で既存の施設を譲り受けたり借り受けたりすることで結核病床の拡充を目指した。また、無医村における診療所の開設のために、無医村対策委員会（日本医療団員及び日本医師会の役員により構成）を発足させ、事業計画などを検討した。しかしながら、戦局悪化によって資金だけでなく、医療物資や食糧、医療人員も足りなくなり医療団の事業は停滞を見せる。終戦後の

一九四六年三月末当時の日本医療団の医療施設は、運営中の施設が四八八箇所、三万九〇八六床であり、当初の一〇万床の目標には全く達していなかった（久下 1977: 76）。

戦後、日本医療団は、インフレによる更なる財政難や、民主化による労働組合活動の結成と活発化により、事業継続が困難になった。そのため、主務官庁である厚生省では対策が省議され、解散が決定された。『日本医療団史』（久下 1977）によると、その経過は次の通りであった。

主務官庁である厚生省では、日本医療団財政の確立のために大蔵省その他関係方面と折衝を続け、その対策を練ってきていたが、二一年末、省議の結果、日本医療団を解散し、その所管の結核療養所を国営に移管することとし、他の一般病院についても大体その線に沿う方針が内定され、予算の大蔵省原案においても結核療養所国営移管についての措置が認められるところとなった。（久下 1977：88）

省議で決定後、一九四七年一月一七日に日本医療団は役員などを招集し会議を開き、東龍太郎厚生省医務局長は省議の経過と結果を説明したが、参加者から同意は得られず、激しい対立がおきた。会議の際、日本医療団の解散と国営移管への動機を問われた東医務局長は、「時至れりという表現がまさに唯一の答えである。『私は天の声を聞いた』」と回答した（久下 1977: 89）。会議後、日本医療団は厚生省から示された解散案に反対し、同年一月二〇日に内閣総理大臣等に次のような反対決議を提出した。

厚生当局は今回日本医療団の結核療養施設及一般医療施設を国営に移管するのを決定をしたがこの措置た

るや確たる国民医療体系を樹立することなく決定せられたものであって、各関係者に対し事前に何らの協議もなく一方的に決定されたものであり、その非民主的天下り的措置は吾々の断じて承服し難いところである。よって、吾々は左の決議をなしその即行を要求するものである。一　日本医療団全施設国営移管は白紙に還元すること。二　国民医療制度確立のため新たに広く衆智を集め国民医療制度審議会を設け本団移管の問題も同審議会に於いて決定すること（久下 1977: 89-90）

決議を受け取った厚生大臣は、国営移管は既定路線であり変更はないこと等を回答した後、一月二四日に日本医療団の解散について閣議を請願した。同日、結核療養施設として適切なものは全て国立に移管することを含め、日本医療団の解散が閣議決定された。この一連の経過について、東医務局長は次のように述べている。

戦時態勢の下に設立された諸々の公団・営団等の組織が、連合軍司令官ＳＣＡＰの命令で解散させられていくのに鑑みて、我が日本医療団も早晩同じ運命を辿る情勢にあるものと判断し、それならば一層のこと先手を打って自主解散する方が、団の職員の将来を擁護する上からも得策ではないかと考え、厚生省の指導部局であった総司令部ＧＨＱ公衆衛生福祉局ＰＨＷの意中を探るために、医務局担当のジョンソン大佐に接触して慎重に打診したところが『即刻自主解散に踏み切るを可とす』との感触をつかんだので、その旨を大臣に進言した。その結果、二二年一月二四日の閣議決定によって解散の方針が決定し、多数の施設のうちとりあえず、結核療養所は四月一日をもって国（厚生省医務局所管）に移管することとなった。そこで、日本医師会館の講堂に医療団関係者を集め、このことを報告して了承を求めた。その時『何故に解散せねばならないのか？』という質問に対して、私は、『それは天の声である』と答えたことを記憶している。いうまでもなく、GHQの意向とあればそれは至上命令に等しいということを言外に匂わせたつもりであった。（久下 1977: 158）

上記の発言を勘案すると、一月一七日の医療団会議における東医務局長の解散の動機についての回答「天の声」は、思いつきの回答のようにも聞こえるが、実際にはそうではなかったことがわかる。事前にジョンソン大佐に打診し、解散の了解を得ており、そのことは省議でも共有していたと思われる。よって、日本医療団の自主解散は、厚生省としては既定路線であったのだろう。

閣議決定後、厚生大臣は医療制度審議会（会長は河合良成厚生大臣、中山寿彦日本医師会長など含む五〇名の委員により構成）に対し、日本医療団の結核療養施設以外の一般医療施設の処理方針について諮問した。審議会の臨時委員であった長井盛至（南横浜病院名誉院長、日本医療団職員組合総連合会長）によると、なかなか意見は一致しなかった。決定はGHQに委ねられ、各四案（厚生省案は地方移譲、南崎案は第二医療団の結成、後藤案は農業組合へ移譲、長井案は国立移管）についてジョンソン大佐から意見徴収が行われた結果、長井の国立移管が採択されたということである（国立療養所史研究会 1976: 162）。

長井の述懐では、自身の国立移管案のみが採択されたかのように記述されているが、正確には厚生省案と長井案の二つが採択されている。日本医事新報によると、GHQからは「府県で経営能力のあるものは府県営とし、他はすべて国営にする」との意向が示され、それに基づき審議した結果、国営と府県営の二本立てにすることが決定した（日本医事新報 1947: 13）。そして、その後の一九四七年六月二六日の医療制度審議会答申「日本医療団一般医療施設処理要綱」においても、府県に移管ができない施設については、国営にするとされている（久下 1977: 97）。

日本医療団職員による国立移管に対する反対運動などもあったが、以上のように、最終的には日本医療団の結核療養施設は国立へ、一般医療施設は府県および国立へ移管されることになった。日本医療団が持つ結核療養所八一箇所及び奨健寮（結核軽症者を対象）一二箇所の計九三箇所が、一九四七年四月一日に国立結核療養所に移管された。その結果、表3‐2に示したように一九四六年には三六箇所であった結核療養所数が一九四七年には一四一箇所に増加した。

3　病床について

(1) 国立療養所の病床数

『昭和54年度国立療養所年報』（厚生省医務局国立療養所課 1982）に記載されている、一九四五年から一九四九年の国立療養所の病床数を示したものが表3‐3である。

ここでは、病床数とは「医療法に基づき、厚生大臣の承認をうけた病床数である。本文中に記載の病床数で特にただし書きのないのは、年末（一二月末）の病床数」であると記載されている（厚生省医務局国立療養所課 1982 : 7）。しかし、本年報には、一九四八年成立である医療法施行以前の一九四六年及び一九四七年の病床数も記載されている。当該二カ年の病床数については、厚生大臣の承認を受けた病床数という意味だと推測されるが、正確なことは不明である。また、本書において病床数を示す際に、『国立療養所史（結核編）』（国立療養所研究会 1976）を用いる場合があるが、これに掲載されている病床数の算出方法には数種類あり、次のような注意書きが付されている。

ここで注意を要することは、病床数をみる場合、予算配賦の基礎となる病床数もあれば、職員定数算出の基礎となる病床数もあり、さらに病室の面積割で計算した病床数もあれば、前述した三万三〇〇一床のように、現実に稼働し得る病床数もあるということである。それは、個々の資料をつき合わせた場合、不突合があり得るということを意味するが、大勢には余り影響がないので、以下の記述においても、一々その性格についてはふれないこととしたい。（国立療養所研究会 1976: 45）

よって、本書で病床数を示す場合には、その典拠によっては、同年度であっても多少の差異が見られる場合がある。

表 3-3 各療養所の病床数（単位：床）

年	結核療養所	精神療養所	脊髄療養所
1945	—	—	—
1946	28,700	—	—
1947	34,440	—	—
1948	35,000	—	—
1949	45,000	900	90

資料：結核病床数は昭和 54 年度国立療養所年報（厚生省）、精神・脊髄は各年度の国立療養所年報（厚生省）

（2）病床数の集計について

国立療養所は一九四五年に発足しており、施設数は表3-2に示した通りであるが、同年の病床数については不明となっている。精神・脊髄療養所については、一九四八年まで病床数は不明となっている。その理由としては、終戦直後は日本全体がまだ混乱期にあり、国立療養所も設立されたばかりのため必要最低限の日常業務で手一杯になり、病床数の集計まで行えなかったことや、統計に関する業務は重要性が低く後回しにされたことなどが考えられる。ＧＨＱの公衆衛生福祉局長であったクロフォード・Ｆ・サムスは後年、回想記で終戦後の統計業務について、次のように述べている。

しかしこの統計年鑑が出版されるのは事実が発生した時点よりも数年も遅れることがあった。したがって日本では私が述べたような統計資料の有効な利用方法、すなわち統計資料を医療問題の吟味、疾病の予防・治療対策などのプログラム作成のための道具として利用することはできなかった。［中略］このような報告システムをつくり上げることは途方もなく大仕事であった。［中略］また、厚生省内にも衛生福祉統計課を設置する必要があった。このような努力の結果、日本において世界でもっとも完全かつ有効に機能する全国規模の衛生福祉統計報告システムが誕生したのである。［中略］厚生省衛生福祉統計課は保健・衛生・福祉などに関する多くの統計調査を行った。たとえば病院制度の拡充計画のための医療施設の利用、医者や看護婦や病院の配置に関する調査、またわれわれがつくられた生活保護法や児童福祉法を実巣する際に利用するための福祉統計の業務などがこれである。（Sams 1962=1986: 207-212）

以上から、戦前の日本では統計業務に対する重要性が低かったことや、終戦後にＧＨＱが厚生省において統計業務の基本的システム作りを指導することで、医療福祉に関する各種のデータ収集もできるようになったことがわかる。したがって、厚生省が管理する国立療養所の病床数についても、終戦直後は重要視されていなかったため後回しとなり、一部が収集できなかったのではないかと考えられる。しかし、ＧＨＱの指導において各種統計の必要性が認識されるとともに、以前より簡便で正確に収集できる基本的システムが構築されていった。さらに、年を経るごとに終戦後の混乱も収まり、ようやく一九四〇年代後半から国立療養所においても病床の集計に時間を割く余裕ができたのではないだろうか。国立療養所の病床集計について、『国立療養所史（結核編）』（国立療養所史研究会 1976）では、次のように述べられている。

国立療養所年報が、漸く、昭和二四年度から発行されたのをみれば分るとおり、戦後の混乱は二三年頃までつづいたと考えられる。同年七月、尾村偉久が国立療養所課長に就任した。漸く、その頃になって、療養所紛争もやや落着き、徐々に国立療養所の運営の構想が取り上げられ始めた。その際まず考えられたのは、国立療養所の稼働し得る病床数は、現在何床であるのかということであった。そして、漸く、稼働し得る病床数として三万三三〇一床、小整備をすれば、稼働し得る病床八七四四床、大整備をすれば稼働し得る病床一万一三四七床という数字が得られた。（国立療養所史研究会 1976: 44）

上記においても、終戦直後は混乱が続いており、療養所内での紛争もあったため、国立療養所の運営構想と実際に使用できる病床数の集計は一九四九年頃から取り上げられ始めたのではないかと指摘されている。

（3）病床数の増加

表3-2において国立療養所数を示したが、九割が結核療養所であり、一九四七年に日本医療団の施設が国立療養所に入ることで、国立結核療養所数が三六施設から一四一施設へと約四倍に急増した。そのため、表3-3において示したように、施設数ほどの増加率ではないが、病床数も一・二倍増となった。また、日本医療団の施設だけでなく、一九四七年から一九四九年の間に一四箇所の国立病院が国立結核療養所へ転換

された。このように結核療養所の病床数は毎年継続的に増加した。その背景には、GHQの指示による日本政府の結核対策の推進がある。

終戦直後の一九四五年九月にGHQ覚書「公衆衛生対策に関する件」において、伝染病患者の検診・隔離・入院の処置をとることと、結核療養所を再開及び継続することが指示された。これに対応するため、厚生省は一九四七年三月一四日付で結核予防対策の拡充計画を提出した。これを受けてGHQは、「結核対策強化に関する覚書」を出し、結核病床の増床を指示した。常石敬一は、「GHQ/SCAPのねらいは患者の発見と隔離、そして入院=治療であり、そのための『結核対策』強化なのだが、厚生省の回答では『結核予防』しか眼中になかったようだ」と、GHQと厚生省のすれ違いを指摘している（常石 2011: 111）。その後、厚生省は予防だけでなく、入院と治療にも取り組み始めた。一九四八年には実際に稼働できる国立結核療養所の病床を集計し、その結果を国立結核療養所整備計画として次のようにサムスに提出した。

資料は『国立結核療養所整備計画』としてサムス大佐に提出され、折り返し、サムス大佐から連合国軍最高司令官の名で『覚書』が発せられた。それは具体的に国立療養所を増床せよということを記したものでは無かったけれども、直接、国立療養所課に手交されたものであるだけに大蔵省との予算折衷に使われ、整備予算の獲得に大いに役立った。当時はGHQの覚書は『お墨付き』という名で呼ばれていた。（国立療養所史研究会 1976: 44）

『国立療養所年報』によると、一九四九年の全国の結核病床に占める国立結核療養所の割合は五四・三%であった。つまり、結核病床は国立結核療養所が最も多く有していたため、日本医療団からの施設を引き継いで、既に全国に設置されている国立結核療養所の病床を増床させることが、最も効率的な結核病床の増床方法であったと考えられる。

4　入所者について

一九四五年に傷痍軍人を対象としていた軍事保護院三六施設は、GHQの指示により厚生省へ移管されることで、新たに国立結核療養所として創設された。GHQの覚書では「日本政府は、軍事保護院のあらゆる病院、療養所、患者収容所その他病院施設の監督権を厚生省の一般市民の医療に責任を負う機関に移管すること、およびこれらの諸施設において行う入院医療は、退役軍人およびその家族に限定しないこと」(厚生省医務局国立療養所課内国立療養所史研究会 1976: 124) と述べられており、一般市民を対象とした施設への変更を指示した。しかし、以前は傷痍軍人の施設であったため、実態としては、創設時の患者は元軍人であった。

GHQによる一般市民も対象とした施設への変更の指示に基づいて、一九四五年一二月に制定された国立療養所入所規定、及び一九四六年一月に制定された国立療養所入所規定取扱要領では、次の通り余裕がある場合には一般市民も入所できることを示した。

国立療養所入所規定（一部抜粋）

1　国立療養所に入所させることのできる者は、「国に於いて医療を為すを要する者にして」次にかかげる療養を必要とする者とする。
（1）結核性疾患（胸膜炎を含む）の療養
（2）精神障害の療養
（3）中枢神経障害の療養
（4）らいの療養
（5）温泉療養

国立療養所入所規定取扱要領（一部抜粋）
1　国立療養所入所規定第1条中「国に於いて医療を為すを要する者」とは、左記各項の1に該当する者を言う
（イ）特別の公務または服務に関連して傷痍を受けまたは疾病に罹った者
（ロ）戦災者
（ハ）引揚者
（ニ）公務により傷病をえた徴用者
（ホ）その他、国において療養を必要とする者
（ヘ）前各号以外の者。但し前各号い掲げる者を入所せしめ尚余裕ある場合に限る　（厚生省医務局国立療養所課内国立療養所史研究会 1976: 143-146）

このように一般市民は余裕があれば入所できるという限定的なものであったため、実際の入所者は元軍関係者ばかりであった。しかし終戦後しばらくして、引き揚げ者も全国の国立療養所に入所し始めた。『国立療養所史』（厚生省医務局国立療養所課内国立療養所史研究会 1976: 154-156）によると、一九四五年一二月一日から一九五〇年度末までに国立療養所へ収容された一般邦人引揚者は二万二三四三名であった。その入所者の内訳は、次のように説明されている。

これらの一般邦人引揚患者は、千島、樺太、朝鮮、台湾、南洋諸島等のわが領土であった地域又は満洲、中国等の邦人の多数在留していた近接国より還送されたもので、復員患者とは全く趣を異にし、過半数は婦女子、老齢者及び乳幼児で、その症状は引揚地域の状況により差異はあるが、結核性疾患、栄養失調症、脚気等が多く［中略］引揚婦女子の中、現地において住民等の暴行脅迫により不法妊娠また性病に罹患せしめられている者が多く（厚生省医務局国立療養所課内国立療養所史研究会 1976: 154）

上記のように、一般引揚者は過半数が婦女子であったため、国立療養所のなかでも別途収容計画を立て対応した。このような引揚者以外に関係者の家族も、患者本人の世話のために付き添いとして一緒に療養所内で生活をしており、一九四六年七月二〇日当時の調査によると計一八四〇名の家族が国立療養所内にいた（厚生省医務局国立療養所課内国立療養所史研究会 1976: 155-156）。

一九四五年に制定された入所規定は、一九四七年に日本医療団の施設が国立療養所として運営されるようになったことにより、改定された。一九四五年の規定では、退役軍人や引揚者が優先されており、余裕があるときには一般市民も受け入れると規定されていた。これに対して一九四七年の改定版では、「国に於いて医療を為すを要する者」として定められていた「特別の公務または服務に関連して傷痍を受けまたは疾病に罹った者」などが削除された。これにより国立療養所に入所できる者は、「1結核性疾患　2精神障害　3中枢神経障害　4らい　5温泉療養を必要とする者」となり、退役軍人などの優先入所事項は削除され、一般市民も入所が可能となった。

5　入所費について

(1) 元傷痍軍人の入所費の有料化

前述したように、国立療養所は軍事保護院をもとに創設されたが、軍事保護院は傷痍軍人を対象としていたため入所費は無料であった。しかし、一九四五年の国立療養所入所規定により、国立療養所の入所は、軍関係者が優先されるも、余裕があれば一般市民でも可能となったため、原則として有料となった。国立療養所入所規定（一九四五年制定）では「入所に要する費用は有料とす。但し、特別の事由ありと認むるときは、これを減免することを得」として、「診療に必要な費用は有料とするが、国において療養を必要とすると認められる者または生活困窮者については、療養所長においてその負担を減免することができる」とされた（厚生省医務局国立療養所課内国立療養所史研究会 1976: 144-145）。そして、療養所の入所料の額については、国立療養所入所規定取扱要領（一九四六年）において、「昭和一八年二月厚生省告示第六六号（昭和二〇年一一月厚生省告示第一二五号改正）『健康保険の療養に要する費用並に国民健康保険組合又は国民健康保険組合の事業を行う法人に請求すべき費用の額の算定方法』による」（厚生省医務局国立療養所課内国立療養所史研究会 1976: 146）とされた。つまり、健康保険に定められた額と同額の費用が請求されることになった。

一九四五年に定められた国立療養所入所規定は、前項で述べた通り、一九四七年に日本医療団の施設が国立療養所に編入されることにより改定されることとなった。軍関係者の優先入所事項が削除され、一般市民が入所可能となった。これに合わせて、次の通り、国立療養所入所費等取扱細則において、入所費の変更が示された。

国立療養所入所費等取扱細則の一部抜粋（昭和二二年七月　各国立療養所長宛　厚生省医務局長通知）

第1条　国立療養所入所規定第4条の入所中の療養に要する費用は、昭和一八年二月厚生省告示第六六号「健康保険の療養に要する費用並に国民健康保険組合又は国民健康保険組合の事業を行う法人に請求すべき費用の額の算定方法」により算定した額の百分の八十とする

第2条　所長は入所者の生計事情を考慮して、左の各号の額に入所費を減額することができる。

1　保険診療費の百分の四十

2　保険診療費の百分の二十

第3条　所長は入所者の中でその生計事情が生活保護法の保護対象たるべき状態にある者で、他の如何なる方法によるも療養費支出の途なきものについては、入所費を免除することができる。

第4条　所長は健康保険組合、国民健康保険組合及び各種共済組合等の団体との契約による入所者にして、生活上自己負担額の支払いに困難なるものについては、その負担額を第2条の額に減じ又は第3

条により免除することができる。（厚生省医務局国立療養所課内国立療養所史研究会 1976: 189）

このように入所中の診療費は、一般的な保険診療費から一律二割減になるだけでなく、生計事情などを考慮して所長が減じることができるようになった。このように国立療養所の入所者の診療費を減じた理由は、『国立療養所史』（厚生省医務局国立療養所課内国立療養所史研究会 1976）によると、次の通りであった。

（1）昭和二二年当時、全国における結核病床約五万三四〇〇床に対し、国立結核療養所がその約六割にあたる三万四四〇〇床（予算上の病床数）を占めていた状況と、結核対策推進の観点から低廉で適正な医療を普及し、国民福祉の増進を図ろうとした。

（2）社会保険における財政面への配慮として、割引実施による効果を期待した。

（3）国立療養所の中には、戦時中の傷痍軍人療養所が多く、終戦前の無料から有料に移る際の経過措置として負担軽減の親心があった。

（4）国立の医療機関は、民間のものと異なり租税負担の必要がなかったので、ほぼそれに相当する額を割引できるとした。（厚生省医務局国立療養所課内国立療養所史研究会 1976: 188-189）

このなかで争点となったのは、（3）元傷痍軍人の入所費が無料から有料になる点であった。既に一九四五年の国立療養所入所規定において、原則として入所費は有料と示されていたが、国が療養の必要を認める者及び生活困窮者の入所費は、療養所長によって減免することができた。国が療養の必要を認める者とは、前項で示したように、主に元傷痍軍人である。元傷痍軍人は、療養所長により、殆どの者が無料とされていた。

一九四七年の国立療養所入所費等取扱細則では、元傷痍軍人も一般市民も区別なく、生活困窮などの場合には療養所長により費用を減じることができるとされていた。しかし、今まで優先的に無料であったおよそ全ての元傷痍軍人の取り扱いがなくなるため、困窮している元傷痍軍人以外は、全員、他の入所者と同じく費用が発生することになった。この点について、国会では何度も批判があった。例えば次のような発言があった。

徳田球一議員発言（日本共産党）

しかしながら一方においては、現在結核患者が非常にたくさんおつて、その結核患者の中に、實際今無料で國立療養所にはいつている者がある。今度これが有料になる。現在無料の場合におきましても一日の食費は七圓であつて、そのために實際上結核療養には非常に食糧が足りない。しかたがないから皆私費で買つているようなわけである。しかるにこれに對して有料になると一體どうなるか。これは患者同盟から出してきている資料でありますが、調べた對象が肺結核だけで一萬人である。ところで有料になつた場合に、これがどれくらい留まることができるかというと、わずかに一〇％――一割しか留まることができない。その以外の者は皆退所しなければならないというのである。［中略］一切の病氣は全部無料にすべきである。現に、このためには社會保險を擴充すればこれはできるのである。これくらいの金は、むしろこれは大やみ業者や隠匿物資からとりさえすればあるのである。何もむずかしいことじやない。ソヴイエトは現にこれは全部無

料でやつておる。やれるのである。（第一回国会　衆議院厚生委員会　第六号　一九四七年七月三一日）

千田正議員発言（無所属）

大体國立療養所及び國立病院における者は、今度の誤つたる戰爭の尊い犠牲者であると同時に、最も不幸な人たちが大半以上、殆ど一〇〇％まで占めておるということを、我々は常に念頭におかねばならないと思うのであります。この意味において有料、無料ということが非常に精神的に患者に響いて來たということは誠に残念だと思います。（第一回国会　参議院厚生委員会　第四号　一九四七年八月五日）

徳田議員は、有料化により費用が払えなくなるため対象者のうち九割は退所しなければならなくなると述べた。千田議員は、有料化によって元傷痍軍人や関係者が受ける精神的衝撃を述べた。このような議員発言などを受けて、東龍太郎政府委員は国会において以下のように回答している。

東政府委員

從來國立療養所と申しましたものは、終戰後特別の公務または服務に關連して疾病にかかつたもの、言いかえますと傷痍軍人、そのほかに戰災者、引揚者あるいは徴用勞務者等、これらの患者を總括いたしまして、國において醫療をなすを要するもの、そういう一つのわくをつくりました。療養所に収容の餘裕のあるものに限りまして、その他の一般の患者も入所を許しておつたのであります。從つてその當時から入所につきましては有料を建前としておりましたが、さきに申しました國において醫療を要する者については、これを免除するということでやつてきておつたのであります。［中略］そうして國立療養所は從來のように國において醫療をなすことを要する者を優先的に取扱つて、一般的の者は副次的に入所を認めていたというこの方式を改めまして、廣く一般結核患者のために平等に入所を認めるという行き方に相なつたのであります。從つて入所費につきましても、以前の規定と同じく建前は有料でありますが、現在の國家財政の許す限り低廉な、なるべく安い經費として入所者の負擔をできるだけ輕くして、そうして適正な診療を行うという方針でございます。（第一回国会　衆議院厚生委員会　第七号　一九四七年八月四日）

東政府委員は、国会で繰り返し上記のような回答をしている。つまり、今までは元傷痍軍人など国において医療を要する者については優先的に入所を認め、入所費を免除していた。これからは一般市民も平等に入所を認めることになったため、入所費も平等に取り扱うが、なるべく負担は低くしていく方針だ、ということである。このような質疑応答が国会で繰り返され、元傷痍軍人も一般患者と同様の入所費を徴収されることになったのである。

（2）入所費負担の状況

一九四五年から一九四七年の間は元傷痍軍人などの軍関係者が入所しており、実質的には入所費は無料であったが、一九四七年からは元傷痍軍人なども含めて、全ての入所者から費用徴収が行われることになった。このような有料化は、新しい国立療養所入所規定などにより一九四七年八月一日から開始された。有料化に踏み切った厚生省は、入所者の負担変化についてどのように予測していたのだろうか。この点について、国会で東政府委員は次のように述べている。

東政府委員

まず最初に豫算の面に對してお答えいたします。國立病院の歳入豫定計算の内譯を申しましたならばお答えになると思うのでありますが、健康保險及び生活保護法の適用を受ける患者を半數の五〇%、一般の人すなわち規定の入院料を拂うと思われるもの二〇%、減額の人が一〇%、全額免除、すなわち無料の人が二〇%、合計一〇〇%。入院患者の構成をかような程度にした豫定計算をいたしております。それから國立療養所の方におきまするただいまのような構成比率でありますが、この方は無料が五〇%、減額が二〇%、後の三〇%が有料者、有料者のうちには全額負擔——全額負擔と申しますと言葉が惡うございますが、みずから拂う人もあろうし、あるいは今の生活保護法もしくは保險の方から來るものもあろうし、いずれにしても減額ならざる有料患者が三〇%。療養所の方が無料の比率は多くなつております。(第一回国会 衆議院厚生委員会 第七号 一九四七年八月四日)

このような予測を厚生省は立てていたが、実際の状況について整理したものが表3‐4及び表3‐5である。前者は国立結核療養所整備計画に掲載された数値、後者は国立療養所年報に掲載された数値で、出典や項目が異なるため単純に比較はできない。けれども、ともに厚生省が算出した数値のため、詳細な比較は難しくても、傾向については知ることができると考える。また、表3‐4の結核療養所の診療費は、留意点として、結核療養所には外来を設けている施設もあるため、入所費だけでなく外来費も含まれている可能性が

表 3-4　国立結核療養所整備計画による入院費負担の状況の割合

（単位：%）（1948 年 10 月 1 日　国立療養所課）

無料	生活保護法	健康保険	自費
18.4	54.0	18.3	9.3

＊資料『国立療養所史』（厚生省医務局国立療養所課内国立療養所史研究会 1976:196）

表 3-5　1949 年　結核療養所の診療費負担者別（単位：%）

生活保護	未復者給与 特別未帰還者給与法	健康保険	自費	国民保険	無料などその他
32.7	5.1	28.6	15.6	3.6	13.6

＊資料：昭和 24 年度国立療養所年報（厚生省）より筆者作成

ある。

一九四八年、一九四九年ともに入所費が免除される者の割合は、厚生省が予測していた五〇%を大幅に下回っていた。ただし、その分、生活保護者の割合が予測より高くなっている。また、一九四八年と一九四九年を比較すると、生活保護の割合は減り、健康保険等の割合が増加している。健康保険者の増加には、戦後のインフレによる健康保険組合の崩壊を防ぐため、一九四八年に政府が社会保険診療報酬支払い基金を創設し、支払い事務の簡素化と迅速化を図ったことが影響を与えたと考えられる。さらに、同年、厚生年金保険法を改正し、保険料率を約三分の一に引き下げるなどして、職域保険組合の設立や維持を支援したこともその一因であろう。

このように一九四〇年代後半は、元傷痍軍人等だけでなく一般市民にも国立療養所が開放され、入所費の有料化などの変更が行われた。これは、元軍関係者にとって、費用負担が大きく変わる局面であった。坂井めぐみによると、脊髄損傷者が入所する箱根療養所では、「入所料有料化に対し、箱根療養所の職員は、小田原市に対して脊髄戦傷者と全付添家族に生活保護法による生活扶助を適用するよう、申請した」（坂井 2019: 66）とされ、これにより生活扶助が適用されたと述べられている。

第4章
結核病床の空床
——一九五〇年代

1　施設数の変化

表4‐1が示すように、国立結核療養所の施設数は、一九五〇年代に入ってからも増加し続け、一九五三年と一九五四年には最大の一八三施設になった。療養所数がこのように増加した理由として、国立病院の結核療養所への転換がある。国立病院は、一九四五年に陸海軍の医療施設の一一九病院・二七分院が厚生省へ移管されたことによって始まり、一九四七年以降は日本医療団の一般医療施設の一部を引き継ぎながら増院した。陸海軍や日本医療団から引き継いで増設してきた国立病院のうち、一九四七年には一四病院、一九五〇年には六病院、一九五一年にも六病院、一九五三年には一四病院、一九五六年には二病院が国立結核療養所へと転換した（厚生省医務局国立療養所課内国立療養所史研究会 1976: 180-182）。

表 4-1　各療養所の施設数

年	結核療養所	精神療養所	脊髄療養所	合計
1950	151	3	1	155
1951	166	3	1	170
1952	166	3	1	170
1953	183	3	1	187
1954	183	3	1	187
1955	182	3	1	186
1956	182	3	1	186
1957	181	3	1	185
1958	181	3	1	185
1959	181	3	1	185

＊資料：昭和 54 年度国立療養所年報(厚生省)より筆者作成

特に、一九五〇年以降に国立病院が国立結核療養所へと次々に転換した背景には、政府の全国的な医療機関整備構想がある。一九四九年にGHQの要請により来日したカール・シャウプを団長とする日本税制使節団は、報告書において地方政府が担うべき事務として病院の整備や疾病対策を挙げた。さらに、一九五一年に地方財政調整委員会が出した「行政事務再配分に関する勧告」では、国立病院を地方公共団体へ編入することを求めた。これにより、大蔵省は一九五一年の予算編成の際に、厚生省へ国立病院の整理を内示し（伊関 2014: 268）、「このように国立病院の地方移譲は、昭和二三年頃よりわが国医療体系の整備と関連して論議された問題であったが、昭和二七年度予算の編成に当たって財務当局は、厚生省に対し医療機関整備の一環として国立病院の整理を行うべき旨を内示した。」（厚生省医務局 1955a: 394-395）とある通り、国立病院の整理のため地方移譲が検討されるようになった。一九五二年一月二九日には、「国立病院の整理について」が閣議決定された。これにより、「国立病院中、一部は立地条件その他の理由により結核対策の一環として国立結核療養所に転換する」（厚生省医務局 1955a: 397）こととなり、国立九九病院のうち六〇病院を地方へ移譲すること、および、一部を国立結核療養所に転換することが決まった。

しかし、地方移譲が決められた病院の多くは財政状況や立地が悪く、全国知事会議などにおいて反対が表明された結果、実際に移譲されたのは一〇病院のみに留まった。地方移譲のためには、医師が僻地を含む地方に勤務することが求められるが、率先して僻地に行こうとする医師は一般的に少ないと考えられた。国立療養所の医師は「まず第一に医師を確保する場合の条件は、施設内容だとか、色々いわれていますが、私はまず立地条件だと思います。大都市に近く、大学のあるところというのが常識的です」と述べている（乗松 1972: 54)。よって、地方移譲の失敗は、財政問題による知事の反対だけでなく、医師確保の困難が予想されたことも一つの要因であろう。他方、国立結核療養所は、転換を取りやめた病院があったものの、新たに転換を決めた病院もあり、国立一四病院が療養所に転換した。このように一九五〇年代は国立病院が国立結核療養所に転換することで、療養所数が増加した。

2　病床について

(1)　結核対策と病床数

前節では一九五〇年に入ってからも結核療養所数が増加したことを述べたが、病床数も同様に増加し、一九五五年からは最大病床数の六万五五〇〇床に到達した（表4－2)。これは国立病院の整理により、国立病院が国立結核療養所へ転換するだけでなく、結核対策の一環として結核病床を増やしたことによる。一九五〇年の社会保障制度審議会による「社会保障制度に関する勧告」では、結核病床を一九万床確保す

表 4-2 各療養所の病床数（単位：床）

年	結核療養所	精神療養所	脊髄療養所	国療の結核病床が占める割合(%)
1950	54,000	900	100	53.1
1951	57,550	1,100	110	46.0
1952	59,050	1,300	120	38.4
1953	63,050	1,500	120	35.3
1954	64,500	1,700	120	30.7
1955	65,500	1,700	120	27.7
1956	65,500	1,700	120	25.9
1957	65,500	1,700	120	25.6
1958	65,500	1,700	120	24.9
1959	65,500	1,700	120	25.2

＊資料：昭和 54 年度国立療養所年報(厚生省)より筆者作成

表 4-3 各療養所の 1 日平均在所患者数（単位：人）

年	結核療養所	精神療養所	脊髄療養所
1950	45,190	881	91
1951	52,849	1,072	95
1952	56,084	1,151	114
1953	60,601	1,203	121
1954	60,535	1,320	118
1955	59,476	1,523	119
1956	58,312	1,634	119
1957	58,863	1,595	116
1958	58,468	1,561	119
1959	56,550	1,560	119

＊資料：国立療養所史(厚生省医務局国立療養所課内国立療養所史研究会)より筆者作

るよう明記され、一九五一年に厚生省は結核病床を一万七〇〇〇床新設することを発表した。一九五三年には第一回目の結核実態調査を行い、その結果を踏まえて、一九五四年に結核対策強化要綱を作成、四年で二六万床に増加させることを明記した。その結果、一九五八年に結核病床数が二六万三二三五床に達し、二六万床の目標を達成した。

このように結核病床の増床対策を受け、日本全国において急速に結核病床数が増加することになり、国立結核療養所の病床数も一九五五

表 4-4 各療養所の病床利用率（単位：%）

年	結核療養所	精神療養所	脊髄療養所
1950	82	92	98
1951	84	98	82
1952	92	97	86
1953	95	89	95
1954	96	80	101
1955	94	78	98
1956	91	90	99
1957	89	96	99
1958	90	94	97
1959	86	92	99

＊資料：国立療養所史（厚生省医務局国立療養所課内国立療養所史研究会）より筆者作成
＊数値は国立療養所史の数値から計算（病床利用率 =1 日平均入院患者数 / 病床数）

年には六万五五〇〇床まで増加したのである。しかし、表４‐２に示したように、国立結核療養所の病床数が全国の結核病床において占める割合は一九五〇年の五三・一％から一九五九年には二五・二％まで減少した。一九五〇年には結核医療を受けるために入院する半数の人は国立結核療養所へ入所したが、一九五〇年代後半には、このような状況は変わり始めたと言える。表４‐３において示されたように、結核療養所の平均患者数は一九五三年をピークとして減少を始め、また病床利用率も一九五六年の九六％をピークとして減少を始めた（表４‐４）。

そのため、結核療養所では結核病床の利用に対して検討されるようになり、一九五六年の全国国立療養所長会議において、厚生省医務局は以下のように指示した。

病床利用率の向上について（昭和三一年度国立療養所長会議指示事項）一部抜粋

近時、国立結核療養所の病床利用率は、他の一般施設と同じく全般的に低下の傾向が認められ、しかもこれは一時的現象として見過ごしえないものの如くである。よって、今日より医療および看護内容の充実、施設の整備、サービスの向上、管理の適正化、PR等に一層努力し、できる限り空床を生ぜしめないようにせられたい。なお、一部施設については、特に空床率が大であり、このままでは、その施設について病床数削減、定員減も考慮されねばならなくなるので、至急次の諸点につき特別対策を実施されたい。

1　多数の空床の存在には、それぞれ固有の原因が包蔵されているものと思われるので、その究明を行われたい。(地理的条件、他施設との競合、医療陣の不足又は不評、整備不良、サービス不良、入所患者全般への社会的平等等)

2　原因が判明すれば、それを補正すべき特別措置を講ずべきはもちろんであるが、その他次の如きも考慮すること。

(イ)　都道府県衛生部、保健所、福祉事務所、一般開業医師等と連絡を密にし、患者を送致してもらうこと。特に生活保護法による患者等は優先的に送致してもらうこと。(厚生省医務局国立療養所課内国立療養所史研究会 1976：382)

ここでは、病床利用率の低下と空床率の増加が指摘され、原因を究明すること、そして確実に診療費を徴収できる生活保護受給者の患者を都道府県等と連携し、優先的に送致してもらえるよう連携する必要性が示されたのである。

このように厚生省が国立結核療養所に指示するなか、他省庁からも結核病床の病床利用率の低さなどについて指摘を受けた。一九五八年に行政管理庁が五四箇所の国立結核療養所に行政監査を行った際には、厚生省に対し、次のように勧告した。

1　施設の配置の合理化及び整備について（一部抜粋）

国立結核療養所は、利用の効率化を図るため、施設の建物及び設備の整備を促進するとともに、結核療養施設として利用率の低いものについては、統合ないし利用転換を検討する要がある。［中略］（4）以上の諸点が交錯して、国立結核療養所の病床利用率は、全体としては相当の成績をあげている（三二年度の平均利用率八九・九％）にもかかわらず、中には六〇％ないし七〇％程度の低利用率のものが認められる。（厚生省医務局国立療養所課内国立療養所史研究会 1976: 391-392）

また、この時期、財政当局から厚生省医務局に対して、診療費割引制度の廃止や特別会計化への移行、病床率改善の将来計画などの要望が次のように出された。

昭和三二年度以降、予算折衝の都度、診療費割引制度廃止の問題が取り上げられるようになった。さらに、昭和三三年度の予算折衝に際しては、財政当局から診療費の二割引制度の廃止をも含めて、国立療養所の特別会計移行が養成されるに至った。その後、毎年のように財政当局と本問題について折衝が行われた。（厚生省医務局国立療養所課内国立療養所史研究会 1976：411）

昭和三四年には財政当局から厚生省医務局に対し、将来の国立療養所の運営計画を明確に示すよう要望があった。すなわち、昭和三五年度予算要求の際財政当局から、最近の結核病床数とその利用率および全国的な結核対策を基礎に、将来の国立療養所の推移を検討し、将来必要とする国立療養所の病床数とその全体的な運営計画を示すよう要望されたのである。(厚生省医務局国立療養所課内国立療養所史研究会 1976：389)

このように一九五七年度(昭和三二年度)以降から、財政当局が厚生省に要望するようになった背景には日本経済の影響が挙げられるだろう。一九五三年に朝鮮戦争が終了すると共に朝鮮特需も終わりを迎え、日本経済は不況に転じた。そのため、当時の吉田茂首相は一九五四年度の予算について各省に前年度の一割減を要請し、予算を一兆円以内に収める大蔵省案を閣議決定した。その後、景気は回復するものの好景気を受けて輸入が増加し、財務省貿易統計によると一九五六年は約三〇〇〇億円、一九五七年は約五〇〇〇億円の赤字となった。このような国際収支の赤字を改善させるために、日本銀行は金融引締政策を実施するが、その結果、国内の産業が不振となり一九五七年からなべ底不況と呼ばれる不景気となった。このような不安定な日本経済を背景に、大蔵省は内閣から予算の減額や計画的な予算執行を強く求められるようになった。そのため、大蔵省は厚生省に対しても予算折衝の際に国立療養所の診療費割引制度の廃止や病床利用率の改善などを何度も求めるようになったと考えられる。

(2) 空床について

一九五〇年代後半から国立結核療養所の病床利用率が低下し、空床が目立つようになり、それを他省庁からも指摘され始めた。このような指摘は他省庁からだけでなく、国会においても頻繁になされるようになる。

その際、以下の引用において示したように、空床の主な原因として、生活保護の締め付けや、社会保険が利用できないこと等が挙げられた。例えば、次のような発言があった。

八木一男議員（日本社会党）

今療養所でいろいろ空床がございます。これは何回も申し上げましたけれども、入院したい人がたくさんある。そうしてしかも病院に空床があるという非常に矛盾した形をなしておる。病床はふやさなければならない状態にあるのに、病床があいておるというのは、結局生活保護法の締めつけであるとか、結核予防法が動かないとか、そういう問題が関係しておるわけです。（第二六回国会　衆議院社会労働委員会　第五二号　一九五七年五月一六日）

坂本昭議員（日本社会党）

そしてもう一面、今日、結核病院あるいは療養所の空ベット――空床が特に去年あたりからふえてきている。もちろん新しい病床の増加もあるでしょうけれども、実際保健所の調査などでは、患者はかなりちまたにおるんです。ですけれども、入院することができない。つまり生活保護の適用が十分でない。まあもう少し生活保護の幅を広げて、いわゆるわれわれがボーダー・ラインと呼んでいる人たちを含めるところまでやらなければ、ほんとうに国民の窮迫した生活を守ることができないだろう、そういう点で私は生活の保護が政策的に適切にいっているとはどうしても思えないのです。（第二六回国会　参議院社会労働委員会　閉会後第六号　一九五七年九月一二日）

上記の発言は、生活保護の受給申請の審査が厳しくなり、適正に運用されていないことにより、本来ならば生活保護の受給により療養所に入所できる結核患者が、保護が適用されないため入所費が支払えず入所できない状況にあり、それが空床に繋がっているという内容である。

確かに、一九五四年に第一次適正化の一つとして、厚生省は生活保護を受給する結核患者の医療扶助について入退院基準を示した。これは、大蔵省・行政管理庁・会計検査院による医療扶助調査が実施されたことに端を発する。一九五三年に生活保護の医療扶助費が想定以上に増加し、補正予算が組まれたことや、緊縮財政を目指して一九五四年度の予算を一兆円以内に収めることが吉田首相によって目標とされたことなどが背景にあった。この調査の結果をもとに、大蔵省は厚生省に対し、生活保護の厳格な運用を求めた。その結果、厚生省は生活保護を受給する結核患者の入退院基準を判定する医療扶助審議会の設置、生活保護指導職員の配置、生活保護監査参事官・生活保護監査官の配置を実施した。そして、福祉事務所に対する年四回の監査では、保護率・保護費・医療扶助が調査され、医療扶助のみを受給するケースについては、全てを調査の対象とした。このように、特に結核患者の医療扶助受給には厳しい審査が課されたのである。

これを受けて、一九四八年に国立療養所の患者らによって組織された「日本患者同盟」は、生活保護の入退院基準について、「入退所（院）基準というのは『かなり重症でなければ入院させない、入院中の患者に対しては排菌がとまれば半治りでも退院させる』という、国・厚生省が示した結核医療費の削減政策の一つであった。」（日本患者同盟四〇年史編集委員会 1991: 66）と説明している。また、内田充範は第一次適正化について、次のように述べている。

第一次適正化のひとつは、一九五三年に増加を続ける医療扶助受給人員に対して実施された。当時の大蔵省が各地方財務局に命じて実施した医療扶助の実施状況調査の結果から、現在の生活保護ケースワーカーの人員不足を認めつつも、その素質の不足を指摘したうえで、訪問調査回数の増加、収入認定のための調査、扶養義務者調査、資産調査、他法他施策活用、病状実態調査の徹底をするよう厚生省に示した。この調査結果に基づいて、生活保護法による医療扶助の入退院基準として1954年に通知された。この通知に対して、患者側団体による通知撤回要請等の運動はあったものの、本来行われるべき調査が徹底されたことにより、医療扶助の適正化は推進された。」（内田 2014: 3）

以上のことから、厚生省が一九五四年に通知した生活保護における医療扶助の入退院基準により、いわゆる適正化が行われ、生活保護を利用した入院は以前より審査が厳しくなったと思われる。また、生活保護の捕捉率ではないが保護率については、国立社会保障・人口問題研究所によると一九五四年には三八・〇％であったが、一九五九年には二八・二％まで下がっていることから、一九五〇年代後半は人口における、生活保護の受給世帯の割合が徐々に減少したことがわかる。

したがって、国立結核療養所の空床が増加した一要因として、入院が必要となる低所得の患者が、生活保護の締め付けにより生活保護が受けられず、入院費の支払いが不可能で入院できなかった場合もあったと考えられる。このような空床に繋がる要因は、生活保護の締め付けだけでなく、社会保険との関係からも次のように国会で指摘された。

滝井義高議員（日本社会党）

それから療養所の充実も万全を期さないままに、新しい抗生物質の出現によって療養所はもはや空床ができ始めた。と同時に療養所の空床を満たすためには皆保険政策が徹底しておらなければならぬ。ところが皆保険政策もこれまた徹底しないままで老兵は消え去ろうとしておる、こういう形です。従って、結核療養所に入院している者は生活保護の患者かあるいは健康保険の被保険者以外は、国民健康保険の諸君も入院できなければ、健康保険の家族の諸君も半額負担のために入院ができないという事態が起ってきておる。（第二八回国会　衆議院予算委員会第二分科会　第三号　一九五八年二月一五日）

滝井議員は、抗生物質の出現により入院しなくても治療が受けられたり、入院しても治療期間が短期間になることで在院日数が少なくなり空床に繋がっていると指摘した。さらには皆保険ではないが故に保険が利用できない低所得者が存在し、低所得者は全額自費で療養所に入院できる経済的余裕がなく、入院が必要な患者が入院できないため空床が増えていると発言した。国民皆保険の実施は一九六一年であるため、一九五〇年代には、地域の国民健康保険や職域の健康保険などの医療保険に未加入であるものは多数存在した。一九五六年の社会保障制度審議会「医療保障制度に関する勧告」（社会保障研究所 1968: 221）によると、職域健康保険の対象にならない小規模の企業に勤務するため医療保険に未加入となっている者が全体の三分の一で約三〇〇〇万人が存在し、その家族も医療保険適用外となるため、家族も入れると一〇〇〇万人に達すると述べている。また、居住する地域に健康保険がないため医療保険に未加入となっている者が二〇〇〇万人はいると推定している。よって、先に滝井議員が指摘したように、医療保険が未加入となっている者は数千万人いることが推定され、このことにより医療費の支払いが不可能で入院できない者もいたであろう。そして、このような入院が必要であるが入院できない者が、結核病床の空床へと繋がった可能性もある。

以上のような、生活保護の締め付けや、医療保険の未加入だけでなく国立療養所の地理的問題も空床化に繋がっているということが、国会で指摘されている。例えば、山口正義政府委員は、次の通り発言している。

山口正義政府委員

空床が増加して参りました原因は、単一ではないと思うのでございます。いろいろ考えられるのでございますが、一つは、現在の空床の状況から、あるいは利用率の状況から見てもわかりますように、地理的に、地域的に偏在いたしておりまして、待機患者の多い療養所はまだ依然としてございます。（第二八回国会参議院社会労働委員会　第一四号一九五八年三月一八日）

また、川上六馬政府委員は「ただ、先ほど申しましたような、地域的に利用率の低いものがあるということについて今後これを利用率を高めていくような大体の考えをいたしておるわけでございます。」（第三三回国会　参議院社会労働委員会　第六号　一九五九年一二月一日）と発言し、空床は地域によって偏在していることを述べている。一九五八年度の国立結核療養所年報によると、最も高い利用率であったのは榊原療養所（三重県鈴鹿市、二一〇床）の一〇八％であった。一方で、最も低い利用率であったのは小諸療養所（長野県小諸市）の五九・二％であった。よって、利用率が一〇〇％を上回る療養所もあれば、六〇％程度に留まる療養所もあり、地域偏在があることがわかる。

このような地理的偏在が見られる理由は、国立療養所の設立過程と関係があるだろう。国立療養所は最初から全国展開を見据えて計画的に設置された施設ではない。戦後処理の一環で傷痍軍人施設であった軍事保護院三六施設が厚生省へ移管されて発足し、一九四七年には日本医療団の結核施設である療養所が国立結核療養所へ移されて一四一施設となった。一九五〇年に入ってからは国立病院も国立結核療養所へ移された。日本医療団の結核施設は、抗結核薬が治療に用いられる前に設立されたため、栄養をとって安静に過ごす大気安静療法がなされており、都会から離れた田舎に設立されることが多かった。また、日本医療団の医療施設は前章において述べたように、僻地医療を担うことが目的とされ、日本医師会との関係から地域の開業医が存在しない場所に設置することが求められた。これらの日本医療団の医療施設は戦後、国立病院へ統合され、国立病院の一部は前述したように、整理の過程において国立療養所へと移された。それゆえ、設立の経緯を鑑みれば、医療施設団から移された国立療養所は、僻地に設置されやすかったと考えられるだろう。このように、その時々の情勢を背景に各組織の施設が国立結核療養所へ移されてきたため、結果的に場所は遍在し、交通の便が悪い場所に設置されやすかったと考えられる。

3　入所者について

(1) 入退院基準と付添婦

国立療養所が創設された当時は、前章で言及したように、患者は元傷痍軍人であった。しかし、一九四七年に一般国民を対象としていた日本医療団の施設が国立療養所に移されることで、一九五〇年代の入所者の多くは一般の結核患者となった。また、一九五一年に実施された「施設内結核患者実態調査」(厚生省大臣官房統計調査部 1954)によると、結核入院患者の五四%は医療保険、三五%は生活保護を利用していたことがわかる。このことから、国立結核療養所でも三~四割程度の患者は生活保護を利用していたと考えられる。このような生活保護を利用した患者の医療扶助を用いた入退院基準に関して、厚生省は一九五四年に「生活保護法による医療扶助の適正実施について」を通達した。いわゆる生活保護の第一次適正化である。この通達は、前節にも記述した国立療養所の患者らによって組織された「日本患者同盟」の言葉を再度借りるならば、「入退所(院)基準というのは『かなり重症でなければ入院させない、入院中の患者に対しては排菌がとまれば半治りでも退院させる』という、国・厚生省が示した結核医療費の削減政策の一つ」(日本患者同盟四〇年史編集委員会 1991: 66)であった。また、大友信勝によると、生活保護の適正化とは次の通りであった。

「適正化」は、①厚生省の頭越しに財政当局の意向が反映することを示した点に一つの特徴がある。医療扶助費(主として結核関係費)の増加と緊縮予算から1954年度の大蔵原案は国と地方自治体負担割合を従来の八対二から五対五にするというものであった。同時に会計検査院、行政管理庁、大蔵省の検査、監察、調査と続き、保護費の引き締めが政治問題になった。[中略]「適正化」の方針が結核患者に対する入退院基準や外国人保護の「適正化」として実施された。収入認定、資産活用、扶養義務が強化され、世帯主が働いている世帯が急激に減少していくことになった。(大友 2002: 93)

一九五四年度予算案において、吉田首相は各省庁に前年度の一割減で予算案を作るよう要求し、一兆円以内に予算を抑える緊縮財政を行った。このことを背景に、上記で大友が指摘したように、大蔵省は結核関係の医療扶助増加を抑制するため、国庫負担率を下げようとした。そして、厚生省は今まで曖昧であった生活保護の入退院基準を示すことで「適正化」を行い、これにより医療扶助による受給者減を目指したものと考えられる。しかしながら、国会において、山口正義政府委員は入退院基準の目的について、以下の通り述べている。

山口正義政府委員

それにいたしましても、現在の病床数に比べまして入院を必要とする者の数が非常に多いのでございます。従いまして、私どもは、その不足いたしております病床をできるだけ効率よく利用していく、そして入院をして医療を要する者をできるだけ入院さす。そしてもうこの状態ならば入院しておる必要がないという人たちは、できるだけ家庭に帰って、次の人に対して席を譲っていただきたいというような考えで行政を実施いたしているわけでございまして、生活保護法の患者につきまして、一応入退院基準というものを作って実施いたしているのでございますが、決して経済上、予算上の問題で入院をはばむ、あるいは退院をさせるというようなことを実施いたしているのではございませんので、できるだけ数の足りない病床をこの結核医療の上で十分に活用したいという趣旨で実施しておるわけでございます。(第二二回国会　衆議院社会労働委員会　第一二号　一九五五年四月二四日)

上記の発言にあるように、決して生活保護による入院を拒んだり、強制退院を目指したりするものではないと強調した。社会福祉統計月報（厚生省大臣官房統計調査部 1955）によると、入退院基準が通達される前の一九五四年一月の被保護人員は一九二万二二六二人、医療扶助人員は三六万三一七二人であった。そして、一九五四年五月に入退院基準が通達され、通達後の一九五五年一月の被保護人員は一八七万四四八七人、医療扶助人員は三五万二七〇七人であった。よって、入退院基準が通達された前後半年間ほどで、被保護人員および医療扶助人員がともに減っていた。被保護人員に占める医療扶助人員の割合については一八・八九％から一八・八二％へとわずかに減少は見られるが、医療扶助人員だけでなく、他扶助を含めた生活保護の被保護人員全体が減少しており、入退院基準による強制退所や入所拒否の有無はデータ上では確認できなかった。

厚生省は入退院基準を通知すると同時に、国立療養所における付添婦についても基準を示した。付添婦とは、患者の世話を行うために、療養所にて一緒に生活する家族や家族に雇用された者を指す。戦後、看護婦などの医療要員が足りず、特に介護が必要となる重度患者は、療養所で付添婦が患者の身の回りの世話等を行っていた。一九五五年の国立結核療養所の付添婦は三五五九人（家族付添を除く）であり、この付添婦については以下の通り、公費負担されていた。

昭和二六年一〇月には、付添婦の制度が社会保険と生活保護の給付の対象となり、その基準も明らかにされた。例えば、重症者または手術患者であって、常に医師か看護師の監視を必要とし、適切な処置をとる必要のあるときは、承認を得れば、付添看護の給付が行われることになった。その付添看護者の資格条件については、看護婦を原則とするが、看護婦が得にくいときは、補助者でもさしつかえないこととされていたのである。（厚生省医務局国立療養所課内国立療養所史研究会 1976: 290）

この付添婦は、たびたび減らすように指摘されており、一九五〇年にGHQのマニトフ少佐によって国立療養所の査察と指導が行われた際には、付添婦を廃止するよう指導され、一九五一年には厚生省から生活保護における付添婦の制限通知が出された。日本患者同盟は、入退院基準の撤回と付添婦制限について、「前出のように一九五四年五月、厚生省は『入退所基準』を正式に発表した。日患同盟はただちに中央委員会（第三四回）を開き、予算削減案を撤回させた運動の成果を総括するとともに、その後の情勢の厳しさを分析して、『入退所基準反対』、『付添婦取り上げ反対』、『療養規律反対』等の運動を持続的に結合してすすめることを確認し、新たな事態に備えた。」（日本患者同盟四〇年史編集委員会 1991: 145）と述べている。しかし、前述したように入退院基準は実施され、付添婦についても一九五六年に廃止されたのである。

(2) カリエス児童の入所

一九六〇年代に重症心身障害児や筋ジストロフィー児の病床が設置されるが、それ以前の一九五〇年代にカリエス（結核菌が脊椎へ感染した脊椎カリエスが代表的）に罹患した児童を受け入れる療育経験があったことで、国立結核療養所が後に重症心身障害児などを受け入れることになった。よって、本節では、一九五〇年代の国立結核療養所におけるカリエス児童などの受け入れが、どのように展開されたのかを検討する。

国立結核療養所の入所患者は成人が多かったが、児童の入所も少ないながらも見られた。一九五六年の国立結核療養所における結核患者のうち、〇～四歳は〇・一％（四七人）、五歳～九歳は〇・六％（三六〇人）、一〇～一四歳は一・一％（六〇一人）、一五～一九歳は五・〇％（二八三六人）であった（厚生省医務局国立療養所課 1958: 8）。このように成人と比較すると、少ないながらも結核児童が療養所に入所する経緯として、当時、国立療養所兵庫中央病院長であった笹瀬博次は、以下のような一例を述べている。

昭和二一年五月、兵庫県有馬郡道場国民学校（現在、神戸市北区道場小学校）において、腸チフス・パラチフスＡＢ混合ワクチンの予防接種が行われた。その一カ月後、一〇二名の学童に上腕接種局所、腋下淋巴腺などに結核症を発症し、昭和二三年一一月二〇日、これら児童の約半数五五名を国立兵庫療養所（昭和四三年九月一日、兵庫療養所と春霞園が合併して国立療養所兵庫中央病院となる）に収容した。これら児童患者の治療と義務教育とを併せ行う必要から道場小学校養護分校として専任教師二名の派遣を受ける。（国立療養所史研究会 1976: 519）

治癒した児童たちは療養所を退所するが、せっかく作られた施設を閉鎖するのは忍びないとして、その後、兵庫療養所所長の笹瀬は各市町村の教育長を訪ねた。治療は国が実施し、教育は兵庫県が実施する共同事業として展開できないかを教育長に相談し、賛同が得られた結果一九五〇年より兵庫県内の結核児童が兵庫療養所に入所できるようになった。そして、一九五三年に療養所に分校が併設され、結核児童に対する教育が行われるようになった（国立療養所史研究会 1976: 519）。

同じく、全国的に結核児童が国立療養所に入所するようになり、これらの児童に対する教育のために分校の設置が求められた。この点について、橋本龍伍国務大臣は「それから私などが実は頼まれるのでありますが、国立の結核療養所の所長あたりが、自分のところに結核の児童が八十名おり、分教場の開設を幾ら教育委員会に頼んでもやってくれないから、何とかしてくれというようなことの依頼を私昨年在任中にも受けたことがございます。」（第三一回国会　参議院文教委員会　第一〇号　一九五九年二月二四日）と、述べている。兵庫療養所は分校の設置の成功した事例であるが、他県では、教育委員会の賛同が得られず、上手く進んでいない様子がわかる。

このように結核児童が国立療養所に入所するようになるが、今までの主な受け入れ疾患であった肺結核以外の児童も徐々に入所するようになる。その一因は、一九五〇年代に入ってから国会での指摘も増え始めた、国立療養所の空床化である。戦後、ストレプトマイシンなどの抗生物質による治療が始まったことで、結核による死亡者数は減少し、一九五〇年代には結核患者数も減少を始めた。このことにより、国立療養所も含めて、結核病床の空床が目立つようになる。結核療養所であった国立療養所村山病院院長であった小坂久夫は、以下のように述べている。

東京には中野、清瀬に老舗の大療養所があるのでこれに互してゆくには、何等かの特徴をもつ必要があった。又その頃手がつけられていなかった骨関節結核（筆者注：カリエス）を取り上げたことと、ただ単に結核を治療するだけでなく社会に結びついた療養の出来る施設にしたいと、作業療法を取り入れることを強力に主張したことが、今日の村山の方向づけをしたものと思う。

昭和二五年にＳＷ（筆者注：ストレプトマイシン）が一般に使われるようになってから、結核の様相がすっかり変わり、三〇年頃にはもう死亡者数が激減し、各施設ともそろそろ空ベッドが出始めてきた。医療はその時代時代に適応して変わってゆくし、それに応じて病院の形も変わらなければならない。(国立療養所村山病院 1975: 序頁)

結核の約八割が肺結核であり、一九五〇年代に入ってからはストレプトマイシンなどの化学療法が用いられるようになったとはいえ、依然として大気安静療法として、栄養を摂取しながら安静にする治療法が取られていた。そのなかで、村山病院長であった小坂は、他療養所との差別化を図り、空床を改善するための一方法として、当時は手がつけられていなかったカリエスの患者を受け入れることにした。当時、カリエスを取り扱う施設が殆どなく、治療法を日々模索しながらの患者の受け入れだったと考えられる。

以上のように、国立療養所で結核児童やカリエス患者が受け入れられるようになり、この流れのなかで、カリエス児童を受け入れる療養所も見られるようになったのである。国立療養所史によると、「国立療養所における正式な養護学級の設置は、昭和三二年から昭和四〇年にかけて設置されたものが多い。[中略] 結核以外に国立療養所の取り扱う疾病が漸次拡大し、カリエスはもちろんのこと、腎炎、ぜんそく、リューマチ等の小児性慢性疾患患者がおおくなって来た」(厚生省医務局国立療養所課内国立療養所史研究会 1976: 334)ため、結核やカリエス以外の児童の入所が始まったとされている。

カリエスによる入所児童の療養所での大人との交流は、以下の通りであった。

昭和三〇年頃には、村山病院では、ギブスベッドに寝たきりの子が五歳になってもお月さんを見たことがないという現実があった。大人の患者が、そのこどもに消防自動車を見せてやりたいと申し出てきたこともあった。そして、大人の患者の中から数名が、こどもの勉強をみてくれはじめた。こんなことから、カリエス学童の学校を作らねばならぬと切実に感じ、そしてその動きがはじめられた。(国立療養所史研究会 1976: 214)

国立結核療養所に入所しているカリエス児童は、学校に通うことができず勉強ができなかった。そのため、大人の患者が勉強を見るようになり、徐々に施設の中で学校の必要性が感じられるようになったと記されていた。また、同様のカリエス児童に対する教育は、宮城県の国立玉浦療養所においても見られた。一九五四年に、玉浦療養所では入所していたカリエス児童たちに対して、成人患者が学習会を始め、徐々に学習会が広がった。職員や成人患者、親子の活動により、一九五七年に正式に養護学校として岩沼町立玉浦小・中学校矢野目分校が設立された(国立療養所史研究会 1976: 522-523)。

久保義信によると、一九五九年から公費負担制度が始まったが、このように療養所にカリエス児童が増えたことから、「昭和三四年一二月、当時の大蔵省主計官鳩山威一郎(現参議院議員)の劇的な御厚意で、カリエス児童の療育予算が確立し、玉浦のベッドスクールの患者の父君今野氏と近藤所長の長年にわたる陳情の御苦労が報いられたのであった」(久保 1975: 22)と述べられている。坂田道太国務大臣は「このほか、児童福祉対策としては、前年度に引き続き、母子健康センター児童遊園、保育所等の整備をはかることとし、また、結核療養所に入所して医療を受けながら学校教育をおさめているカリエス児童につき、新たに公費負担の制度を実施することとし、所要経費一千四百万円余を計上いたしました。」(第三一回国会　衆議院社会労働

委員会　第四号　一九五九年二月三日）と、予算化したことを述べている。高田浩運政府委員の発言によると、当時は約二〇〇人のカリエス児童が国立療養所にいたようで、カリエス児童の教育施設について以下のように述べている。

高田浩運政府委員

お手元に差し上げてあります資料に、約二百人のカリエス児童が国立療養所で治療をしております。これは現在の姿でございます。これの現在の分布について見ますと、約二十カ所の国立療養所にこの児童がいわば散らばっておるという格好になっておるわけでございまして、私どもこれはなるべく施設が多い方が利用する者の立場からすれば便利であると考えるのでございますけれども、何しろ特殊の専門的な治療を要することでもございますし、かてて（筆者注：原文ママ）学習ということと一本に行うという、二つの要素を考えておりますので、各県に一つというわけには参らないと思います。しかし、必ずしもブロックに一つとか二つというふうに限定をして考えるつもりもございません。なるべく広く行き渡るようにというような気持で、国立療養所のこういった施設の整備等については、これはほかの局とも十分連絡をして努力をして参りたい、かように考えております。なお、国立療養所以外の施設については、現在のところ、これといった施設もございませんけれども、これはそういう態勢の整いましたものについては、逐次指定を考慮して参りたい、かように考えております。（第三一回国会　参議院社会労働委員会　第一七号　一九五九年三月一七日）

上記の発言では、約二〇箇所の国立療養所に約二〇〇人のカリエス児童が分散して入所していることが述べられている。国立療養所の九割は結核療養所であったため、ほとんどのカリエス児童は結核療養所に入所していたと考えられる。また、国立療養所以外には、カリエス児童の教育ができるような施設は存在しないが、児童教育の態勢が整った場合には指定を考慮したいと述べている。よって、徐々に公費を用いた障害児の教育について検討されるようになったと言えるだろう。そして、国立療養所にカリエス児童が入所し始めたことを鑑み、木下友敬議員（日本社会党）は小さい療養所が統合される場合、カリエス児童の療養所としてはどうかと提案した（第三一回国会　参議院社会労働委員会　第一七号　一九五九年三月一七日）。これに対して高田政府委員は、子ども専用の独立した施設を作ることは望ましいが、現実的には難しいため、結核療養所の空床を活用してはどうか、と述べている。これについて木下議員は、カリエス児童を療養所の空床に当てていくのは甘い考えであり、カリエス以外の結核児童も対象とした小さい療養所を作るべきだと、再度応答した。長くなるが、以下にその発言を引用する。

高田浩運政府委員

そして理想的に申し上げれば、やはりこれも児童福祉施設として今お話のありました線に近い格好になるわけですが、独立の施設としてやるのがこれは理想でございますが、現実の問題として相当たくさんのこういった児童がおるが、新たにこういう施設を作っていくということは、現実の問題としてなかなか急速に解決はできない。それよりも結核の療養所に、相当大きなものについては空床等との関係もございますし、それを活用していくということの方がむしろ、実情に適するのじゃないかという意味においてこういう制度の仕組み方をしたわけでございます。（第三一回国会　参議院社会労働委員会　第一七号　一九五九年三月一七日）

木下友敬議員（日本社会党）

医務局の方がおられないからちょっと無理ですけれども、今空床ということをちょっと言われたですね、空床を子供の方で埋めることもでざるからと、この空床の問題ですが、今度二百の地区を指定して結核の特別の検診といいますかをやっていきますね、特別の検診をやっていくということになってきますと、患者はたくさん出てくるのですよ。今の国立及びそれ以外の療養所のベッドの数ではおそらく足らないほど出てくるかもわからぬことなのです。また、出てくるように、そういう患者を発見して一カ所に収容して、結核の感染を防止し、これを治療していくという、そういう意味で二百カ所を指定してやろうということですから、指定して綿密な検査をする以上は、たくさんの患者ができて、これを強制的に収容していくということになれば――空床が埋まらぬような検診ならこれはやらないのがいいので、たくさん民間に散らばっている患者を拾い上げていこうという意図ですから埋まります。そうすると、この空床にカリエスをあてていくという考え方がこれはまた甘い考え方であると思う。私はやはりこれは次の機会には少なくともカリエスだけでなくして、いわゆる内臓結核にかかっておる小児結核の患者もやはり同列に扱って、そうしてこの子供達、カリエス内科の結核のそういう子供達をいわゆる小さい療養所といわれているところに収容して、専門的に療養をさせていくというような方向に持っていけば一挙両得ではないかと思う。（第三一回国会　参議院社会労働委員会　第一七号　一九五九年三月一七日）

以上のように、結核療養所には結核児童だけでなく、カリエス児童なども受け入れ、大きな療養所では空床が目立つため、空床対策としてカリエス児童の入所を活用する案が挙げられた。坂田国務大臣はこれらの応答を受け、下記のように述べた。

坂田道太国務大臣発言

ただいまの御質問は、非常に私いいお話を伺ったと思うので、私就任早々ではございますけれども、やはりカリエスだけでなくて、結核の児童についてもこれを考えていかなければならない。しかもその入院をいたす場合におきまして、一面において、医務局等において療養所の統廃合というものが行われておる、整備が行われておるという場合に、私たちが常に頭の中にそのことを考え、空床がある、あるいはその療養所を廃するという場合には、やはりそういったわれわれの政策に、将来の一つ計画に対して、この病院を廃する場合において、そういうような政策にもし合致するものとするならば、存続した形においてこれを見ていくということでなければならないと思うわけなので、ただしかし、具体的に申しますと、それが一体どういうふうになるかということは、これは事務当局といろいろ相談しなければなりませんけれども、少なくとも考え方の方向としては全くおっしゃる通りではないかというふうに考えます。（第三一回国会　参議院社会労働委員会　第一七号　一九五九年三月一七日）

療養所の統廃合や整備が行われているなか、カリエス児童などの医療が必要となる児童の病床政策と合致する場合には、空床対策の将来計画の一つとして案を検討したいということであった。

4　入所費について

一九五一年に全面改正した結核予防法が制定され、結核医療に一部公費負担制度が創設された。また、命令入所制度も創設され、周囲に結核を感染させる恐れのある患者には結核療養所への入所が命令できた。この結核医療の公費負担は、その後も一部改正を重ね、対象患者や公費負担になる診療範囲の拡大、負担額などを拡充させた。国立療養所年報によると、一九五二年の結核予防法による診療費負担者は一万三一一二人（二七・六％）であったが、一九五九年には三万四〇五九人（六一・一％）にも増え、過半数の患者が結核予防法によって診療費を負担していた。

林玲子他は「感染症患者を公費負担で入院させる制度は結核予防法施行当初からあったが、病院数の不足からその適用は限定されていた」（林他 2017: 29）と指摘しており、一九五一年に結核予防法が制定され、公費負担による入院が可能となったが、予防法施行後すぐに適用による入院が可能となったのではない。結核予防法が適用される療養所や病院が順次指定されていくことで、少しずつ結核予防法による入所者が増えていった。よって、一九五〇年代に結核予防法による公費療養が行える環境が徐々に整備され、結核療養所においても予防法による入所者が増えたのである。

国立療養所の入所費の一般病院と異なる点として、第3章第5節で示したように、所長に認められることにより入所費が軽減または無料となることが挙げられる。国立療養所年報によると、一九五二年の結核療養所の軽費・無料者は五八九九人であったが、一九五九年には三七五四人に減少していた。これは、前述した結核予防法の公費負担拡大により、以前ならば軽費・無料の対象となる結核患者が結核予防法による公費対象者へと変わったためと考えられる。このような軽費・無料対象者については、国立療養所入所費取扱細則の第3条で、「所長は入所者の中でその生計事情が生活保護法の保護対象たるべき状態にある者で、他の如何なる方法によるも療養費支出の途なきものについては、入所費を免除することができる」（会計検査院からの指摘により一九五一年に免除・減額規定は軽費・無料診療に変更）と定められている。この点について、日本患者同盟の澤田栄一は国会において、以下の通り述べた。

公述人：澤田栄一（日本患者同盟）

ところがこれにありますように、生活保護法の保護対象になる状態にある者がなぜ生活保護法に適用されないか、言い換えれば基準額が低いために保護法に適用されないということがはっきり言えるのです。このような状態で、このような制度で、例えば例を申しますと、国立清瀬病院においては八百三十名程度の患者の中百十数名がこれに適用されているのであります。こういうふうな実情であります。（第七回国会　参議院厚生委員会　第二七号　一九五〇年四月一一日）

澤田は国立療養所入所費取扱細則において示された「生活保護法の保護対象たるべき状態にある者」が生活保護を受給できず、その代わりに国立療養所の所長によって入所費が免除になることはおかしいと指摘した。澤田は生活保護が適用にならない理由は、生活保護の基準額が低すぎるためだと主張しているが、この点は疑義が多く、明確なことはわからない。生活保護法に基づいた最低生活費がいくら計算式で求められようとも、その運用は人によって行われ判断されるため、現代においても議論が続く課題である。国立療養所では入所者の申請により所長が、生活保護の対象たるべき状態か、他に入所費を支払う方法はないか等を判断し、入所費の軽減・無料を決める。当然ながら、同じ申請者の資料を見たとしても、所長によって判断が異なる場合があるだろう。この点は、一九五九年に出された国立療養所運営に関する行政監察の勧告においても以下の通り指摘されている。

軽費無料の適用は、各所課の裁量にゆだねられているが、この実施の細部については厚生省は明確な指示をしていないため、施設においては未実施のものがあり、また実施のものでも取扱い手続き・収入認定・軽費率の定め方等に差異がみられ、施設間に著しく不均衡を生じているので、全国的に統一ある運営を指導する必要がある。(行政管理庁行政監察局 1962: 23)

これに対し、厚生省は次の通り回答した。

軽費無料制度は、法令の保護を受けられないもので、医療費の負担困難な、いわゆるボーダーライン層に利用されて、結核対策上少なからざる役割を果たしてきたが取扱いについては、その裁量が施設長にゆだねられているため、施設間にある程度の差異がみられ、全国的にはやや不均衡の観があることはご指摘のとおりである。しかし、軽費無料の適用はあくまで施設ごとに患者の実情に即して行われる関係上、その間に多少の施設差が生ずることは、やむを得ない場合もあるものと考える。しかしながら、一部施設において、その取扱いに是正を要するものもあるので、具体的事例に応じて指導を行い、改善を図っていきたい。（行政管理庁行政監察局 1962: 23）

行政監察においては、軽費無料の適用について「施設間に著しく不均衡が生じている」と指摘しているが、厚生省の回答では「ある程度の差異がみられ、全国的にはやや不均衡の観がある」として、差異に対する認識が異なっている。

一九五九年の国立療養所年報を確認してみると、軽費無料者は計三七五四人であるが、〇人の施設が全一八一施設中三八施設であった。例えば、大阪福泉療養所（入所総数五三五人）、春霞園（入所総数四六四人）が挙げられる。一方で、最も軽費無料者が多い施設は鹿児島療養所の三三〇人（入所総数五七九人）、次点は愛媛療養所の三一一人（入所総数八九〇人）であった。入所の総数は療養所によって異なるため単純な人数での比較は難しいが、大阪福泉療養所と鹿児島療養所は共に総数五〇〇人を超える大規模施設でありながら、大阪福泉療養所は軽費無料者〇人に対し、鹿児島療養所は入所総数のうち五七%の三三〇人が軽費無料者であった。厚生省は、このような施設間の差異は「ある程度」であり、「やや不均衡」、「多少の施設差」だと表現したが、患者の状態の差や地域の違いを勘案したとしても、行政管理庁が指摘した著しい不均衡という表現が適当だと言える。厚生省が軽費無料の施設間の差異を小さく表現した明確な理由は不明であるが、例えば、その差異に気付いていなかった、または気付いていたとしても対応しなかった指導不足の批判を避けたかったなどの理由が考えられるだろう。

第5章

重心・筋ジス病床の設置
——一九六〇年代

1 施設数の減少

一九五〇年代後半から見られる公的医療機関に対する規制化の流れを受けて、一九五六年に社会保障制度審議会は、「今後はいやしくも公的資金により開設設置される病院については、それがどの省の所管に属するとしても、医療機関網の計画的整備の見地から、強力に、その地理的配置、規模、設備、機能などについての規制を行うべき」（社会保障研究所 1968: 231）と示した。そして、厚生省が管轄する国立結核療養所にも同様の傾向が求められた。また、前章で述べたように、一九五八年に行政管理庁から行政観察を受けて、国立結核療養所の利用の効率化、および利用率の低い療養所の統合または利用転換が勧告された。それだけでなく、大蔵省からは低下する病床利用を踏まえて将来計画を作成するよう求められた。このように政府と他省庁から、強く療養所に効率性が求められた結果、厚生省は一九六〇年一〇月の国立療養所長会議で、以下の国立療養所再編成計画を示した。

国立療養所再編成計画　一部抜粋

1　考え方

（1）結核入院患者の最近の傾向としては、重症者の累増、老人病化が顕著であって、その治療内容は一般に高度の技能と設備を要するようになり、その専門分化もいよいよ高度化する必要が生じているので、これらの要請に即応して国立以外の医療機関で取り扱い難いものについては、国において特に重点を傾注することとし、特殊な任務を附与するもの、指導的、総合的な任務を遂行するものなど、それぞれ性格付けを行いこれを分類整理した。

（2）さらに、結核療養所のうち、結核以外の医療需要が多く結核医療に専念することを許さない地区に所在し、その需要に応ずることのできる施設については、精神療養所又は病院への転換を予定する。

2　性格付け

（1）重症、濃厚感染源患者、結核以外の胸部慢性疾患との合併症等治癒の見込みの少ない患者が年々累積し、これらに対する専門的診療が要請されているので、この需要に答えるため次のような性格付けにまとめた。

（2）国以外の施設では担当し難い要素が多く、その推進が阻まれていて、社会的に医療を受ける機会に恵まれていない骨関節結核、小児結核等の患者に対して適切な入院医療を行うものおよび所在地の立地条件、現在の結核需要、他の医療機関の分布等から勘案して当分現状の機能のまま運営する必要が認められるものについて、各地区別にこれらの需要を調整して次のような性格付けにまとめた。

①カリエスを担当するもの（三〇施設）

②小児患者を担当するもの（義務教育期間を併設）（四九施設）

③リハビリテーションは、わが国の医療機関に最も欠けたものであり、これを強化する意味において退所前のリハビリテーションを集中的に担当する施設をブロック毎に一－三施設とした。（二六施設）

④結核患者の年齢階層は、高年齢層に移り、老人の結核患者が増加しつつある。老人には医療の面で共通な点が多く、特異な治療、看護を必要とする。このため、老人結核を主として担当する施設をとりあえず一一市施設とした。（国立療養所史研究会 197: 401-403）

上記に示された通り、今までの国立療養所は結核医療を行ってきたが、今後は、国立以外の医療機関で取り扱い難い患者に重点をおくとされた。また、性格付けにおいて、推進が阻まれており社会的に医療を受ける機会に恵まれていないものとして、骨関節結核と小児結核が挙げられた。そして、カリエスを担当する施設と小児患者を担当とする施設の整備が記された。

ここで小児患者が挙げられたのは、前章で言及したように、一九五〇年代に入り、療養所にカリエスや結核の児童が入所するようになったことで、徐々にこれらの患児が増え、療養所のなかに勉強会を行うグループができたり、この活動に押されて養護学校を併設する療養所が現れた影響があるだろう。国立療養所に患児のための養護学校が初めて併設されたのは一九五一年設立の国立療養所沖縄愛楽園であり、その後は前章で言及した一九五三年設立の兵庫療養所や国立療養所中部病院、一九五四年設立の新潟療養所が続いていく。年々、国立療養所併設の養護学校が増えていくことで、入所している児童への教育の提供方法が共有化され、実績が積み上がっていった。これにより、周囲の理解が得やすくなったり、具体的な併設方法を示せるようになったりし、療養所に養護学校を併設しやすい環境が築かれた。その結果、今後は病床利用率が低い療養所に教育が必要となる小児患者を積極的に受け入れていこうとする方針に繋がったと考えられる。

また、再編成計画では、結核療養所を精神療養所または病院へ転換する方針も示された。この再編成計画が示された一九六〇年代は、日本において精神科病床数が急激に伸びていた時期であり、後藤は「そして、日本の精神病床は、戦争による急落を経て、一九五〇年代から一九七〇年代にかけて大きく増加し、一九六一（昭和三六）年には一〇万床、七九年には三〇万床を突破した」（後藤 2019: 25）と述べている。精神病床は、他病床と比較すると患者数に対して医療関係者の配置数は少なくすみ、特別に必要となる高価な医療機器も少ない。一九五八年に医療法による精神科特例が厚生省事務次官通知（発医第一三二号）として出され、入院患者数に対し、医師は一般病床の三分の一、看護師・准看護師は三分の二と規定された。そのため他病床と比較すると人員の配置がしやすく、利益が得やすいと考えられた。結核療養所の空床を埋めようとする国立療養所にとって、精神療養所への転換は費用対効果が高い策と考えられたのではないだろうか。

再編成計画では、このような精神療養所への転換だけでなく、国立病院への転換も示された。一九四〇年代～一九五〇年代には、結核患者に対応するため、国立病院の一部が結核療養所へと転換されてきた歴史があり、一九四七年に一四病院、一九五〇年に六病院、一九五一年にも六病院、一九五二年に一四病院、一九五六年に二病院が国立結核療養所へと転換した。しかし、一九六〇年代に入ってからは、結核病床の空

表 5-1　各療養所の施設数

年	結核療養所	精神療養所	脊髄療養所	合計
1960	180	3	1	184
1961	173	4	1	178
1962	165	4	1	170
1963	162	5	1	168
1964	162	5	1	168
1965	162	5	1	168
1966	158	5	1	164
1967	153	6	1	160
1968	147	6	1	154
1969	147	6	1	154

＊資料：昭和 54 年度国立療養所年報(厚生省)より筆者作成

床を改善するため、今度は反対に国立病院への転換が指示された。これにより、一九六一年～一九六八年の間に、二一箇所の国立結核療養所が国立病院へ、その他についても、三箇所の結核療養所が精神療養所へ、一七箇所の療養所が八箇所の療養所へ統合され、一箇所の療養所が廃止された。その結果、表5-1に示したように、結核療養所数は一九六〇年の一八〇箇所から一九六九年の一四七箇所へ減少し、精神療養所については三箇所から六箇所へと増加したのである。

2　病床について

(1)　病床再編成のながれへ

前節で述べたように、一九六〇年前後は公的医療機関に対して病床規制の傾向が見られたが、その後の一九六三年には規制は緩められた。一九六三年の医療制度調査会「医療制度全般についての改善の基本方針に関する答申」において、「厚生省所管の医療施設は国立としての立場から特色のある運営を行い、医療の水準を向上させるような努力を払うべきである。したがって、これらの施設は原則として、採算のとり難い高度の設備を必要とする施設、長期療養を必要とする施

表 5-2 各療養所の病床数（単位：床）

年	結核療養所	精神療養所	脊髄療養所	国療の結核病床が占める割合（%）
1960	65,500	1,700	120	26
1961	63,880	1,910	120	26
1962	62,770	1,910	120	26
1963	62,060	2,150	120	26
1964	59,826	2,090	120	26
1965	59,616	2,290	120	27
1966	57,755	2,290	120	27
1967	54,885	2,490	120	27
1968	51,240	2,490	120	26
1969	49,878	2,690	120	27

＊資料：昭和 54 年度国立療養所年報（厚生省）より筆者作成
＊資料：結核病床数は昭和 54 年度国立療養所年報（厚生省）、精神・脊髄は各年度の国立療養所年報（厚生省）

表 5-3 各療養所の 1 日平均在所患者数（単位：人）

年	結核療養所	精神療養所	脊髄療養所
1960	54,435	1,551	119
1961	52,788	1,795	117
1962	52,384	1,847	111
1963	50,444	2,029	109
1964	48,635	2,029	110
1965	46,246	2,076	117
1966	43,833	2,088	117
1967	42,341	2,205	117
1968	40,640	2,327	116
1969	41,052	2,450	115

＊資料：国立療養所史（厚生省医務局国立療養所課内国立療養所史研究会 1976）より筆者作成

表 5-4 各療養所の病床利用率（単位：%）

年	結核療養所	精神療養所	脊髄療養所
1960	83	91	99
1961	83	94	98
1962	84	97	93
1963	81	94	91
1964	78	93	92
1965	74	88	98
1966	70	88	97
1967	69	84	98
1968	68	88	97
1969	68	88	96

＊資料：各年度の国立療養所年報（厚生省）より筆者作成
＊病床利用率＝１日平均在所患者数 / 病床数

設、特殊な疾病のための施設、貧困者のための施設等とすべきである。」（社会保障研究所 1968: 650）として、一九六〇年の国立結核療養所再編成計画でも見られたような、国立としての役割が強調された。

一九六五年には第二回行政管理庁の勧告「医療機関に関する勧告」が行われ、「1国立療養所の中には結核患者の減少に伴い、かなりの空床を生じているものが見られるので、整理統合を促進するとともに、非結核性胸部疾患、精神疾患、リハビリテーション等への病床の転用等の施策を推進すること。」（国立療養所史研究会 1976: 408）として、空床の解消のために非結核性疾患や精神疾患などへの病床転換の推進が勧告された。厚生省はこのような療養所の整理と病床転換を進めることで、表５－２に示したように結核療養所の病床数を減らし、精神療養所の病床数を増やした。当然ながら、表５－３にある通り、結核療養所の一日の平均患者数は減り、精神療養所の患者数が増加したが、両療養所ともに病床利用率は減少した（表５－４）。

効率化を図り病床再編を行ったが、利用率を見ると効率化されたとは言い難いことがわかる。そのため、更に強力に病床再編を推し進めることが求められ、一九六〇年の国立療養所再編成計画はその後も数回に渡り訂正され、一九六八年には以下のような改訂版が作成された。

国立療養所再編成計画（らいを除く）一部抜粋

1　基本方針

国立療養所は従来結核医療を主として行ってきたところであるが、近年結核医療の進展に伴い結核患者は漸次減少しつつある。反面、精神疾患、非結核慢性疾患（脳卒中後遺症、交通災害後遺症、胸部慢性疾患など）の医療およびリハビリテーションに対する需要は増大しつつあり、また児童福祉対策の充実に伴い重症心身障害児（者）および進行性筋萎縮児（者）など特殊な療育医療に対する社会的要請が高まりつつある現状にかんがみ、国立療養所を再編成し、結核病床を逐次これらの疾患の病床に転用し［中略］昭和四七年度を整備完了目標年度とする。

2　性格区分

（1）慢性疾患療養所

結核を中心とした胸部慢性疾患および一般慢性疾患の患者を収容する施設とし、その一部はこれら疾患の治療研究並びに技術の研修を行う施設とする。また、施設の立地条件、診療機能等を考慮のうえ、必要のあるときは、重症心身障害児（者）病床および進行性筋萎縮児（者）病床を設置するものとする。なお、施設の立地条件、診療機能および診療実績等からみて適当と認められる施設については、小児慢性疾患療養所もしくは特殊整形外科療養所としての性格を併せもつものとする。

（2）小児慢性疾患療養所

小児慢性疾患、特に結核、カリエス、ぜんそく、心疾患などのほか重症心身障害児（者）、進行性筋萎縮症など小児の慢性疾患を収容する施設とする。（国立療養所史研究会 1976: 406-407）

上記の一九六八年版を見ると一九六〇年版と同じ点・追加された点がある。同じ点としては、精神病床の設置を進めること、小児結核などの患児を受け入れることといった点が挙げられる。追加された点としては、一九六〇年版には見られなかった疾患が一九六八年版には見られる。第一に、一九六〇年版では結核以外の患者対応として、胸部慢性疾患や合併症が挙げられていたが、一九六八年版では胸部慢性疾患以外に、リハビリテーションの需要が高まっているとして脳卒中後遺症、交通災害後遺症が加わった。第二に、特殊な療育医療に対する社会的要請が高まっているとして、療養所で受け入れる小児患者の範囲が広がり、新たに重症心身障害児および筋ジストロフィー児が追加された。

第一の点は、一九六〇年版に記載されたリハビリテーションの強化推進から、一九六八年版には脳卒中と交通災害の後遺症が追加されたと思われる。しかし、第二の社会的要請が高まっているものとして挙げられた重症心身障害児者および筋ジストロフィー児者については、一九六〇年から一九六八年の間に、どのような社会的要請の高まりがあり、様々な疾病があるなか、なぜこれらの患児を対象とした病床設置がなされたのかを検討する必要がある。

（2）重症心身障害病床と筋ジストロフィー病床の設置

第2章で述べたように、一九六一年に日本で初めて重症心身障害児施設の島田療育園が開設された。島田療育園は東京都遊技業協同組合の役員であった島田伊三郎が、現在の東京都多摩市にある一万二〇〇〇坪もの土地を寄付したことから始まる。島田の次男は重症心身障害児であったが、重症心身障害児が通える学校をつくりたいと考え、障害児を診療していた医師の小林提樹に協力を依頼し、それ以降、島田夫妻と小林は島田療育園の設立に向けて尽力したという（窪田 2014）。

小林は慶應義塾大学医学部小児科教室助手のときに障害児と出会い、障害児の支援に強い関心を抱くようになる。その後、日本赤十字社産院に勤務していたが、生まれた重度障害児が当時の児童福祉法では支援を受けられないことに苦慮していた。障害児については、一九四七年に成立した児童福祉法を基に肢体不自由児と知的障害児の施設が設置されたが、それぞれの障害のための施設であり、肢体不自由と知的障害を併せ持つ障害児が入所できる施設はなかった。そのため、小林は日本赤十字社産院に障害児病棟をつくり、肢体不自由と知的障害を併せ持つ重症心身障害児を入院させていた。しかし、治らない重症心身障害児に対する診療行為は、健康保険が適用となる疾病の治療には該当しないとして強制退院させられることになった。そのため、小林は社会に重症心身障害児の現状を訴え、社会から国を動かす活動を行っていった（窪田 2014）。

小林と島田夫妻は協力しながら活動を行い、一九五八年に日本心身障害児協会を創設し、島田療育園設立に向けた募金活動を開始した。一九六一年には国から初めて重症児の支援に関する研究予算として、重症心身障害児療育研究委託費が四〇〇万円計上され、一九六二年には六〇〇万円が認められた。このとき、島田療育園は医療法上の病院（重症児施設）として認可され、委託研究費が支給された。

一九六三年に、障害児を娘に持つ作家の水上勉は、「拝啓池田総理大臣殿」と題した文章を『中央公論』（一九六三年六月号）誌上に寄せ、国の障害児者に対する政策や補助費が不十分であることを強く批判した

（水上 1963）。その反響は大きく、重症心身障害児や島田療育園の存在が広く知られるようになった。その後、水上に返答する形で、当時の内閣官房長官であった黒金泰美が書いた「拝復：水上勉様――総理に代わり拝啓池田総理大臣殿」（黒金 1963: 84-89）が同雑誌に掲載された。このなかで、次の通り述べられている。

先週末、総理が箱根に静養に赴かれた折、ぜひこれを読んでいただきたいとお願いいたしました。総理も、感動された模様です。帰京した翌々日の閣議で、突然、厚生大臣に「水上さんの文章を読んだか」と尋ねられ、「対策を報告してもらいたい」と要望されました。

ところで、問題は、身体も不自由であり、しかも精神も薄弱だという、いわば「二重苦の子供」たちのあつかい方です。児童福祉法が、身体不自由と精神薄弱との三つに区別してその療育施設をきめているため、その双方からとりのこされた二重苦の子供たちを、どこで療養し、教育するのか、そのとりあつかいに厚生省は困っていたのです。ご指摘のとおり、東京都下にある私立島田療育園に対する国の補助は、二ヵ年間の合計が千万円であります。しかし、これは前にあげました、身体不自由あるいは精神薄弱なる子供たちを療育するための補助金ではありません。それとは別に、二重苦の子供たちをどの施設でどうあつかったらよいか、その方法を検討するための研究費に対する補助金です。厚生省もこの問題をなおざりにしていたわけではありません。島田療育園に研究をお願いすると同時に、先進諸国の実例を視察して検討をつづけていたのです。（黒金 1963: 84-89）

総理が厚生大臣に重症心身障害児の対策について報告するよう指示し、ちょうど重症心身障害児の療育について検討を始めようとしていた厚生省は、一九六三年七月事務次官通知「重症心身障害児の療育について」（昭和三八年七月二六日　児発第一四九号）を出した。これにより、一八歳未満の重症心身障害児の入所費は公費負担されるようになった。

一九六四年には、成人の重症心身障害者の入所費の公費負担化を目指し、成人も含めた「全国重症心身障害児（者）を守る会」が結成された。一九六五年の第二回大会には総理代理として当時の橋本登美三郎官房長官が出席し、「皆様の悲しみを悲しみとし不幸を不幸として受け取るだけの愛情がわれわれ政治家にはなかった。これからは国でお世話致します」、「いきなりじゅうぶんなことはできませんが、予算の面に対して飛躍的な措置をする」（清水他 2020: 268）と述べたということである。北浦雅子（1993）によると、その後、重症児の親を招いた懇談会が総理官邸で開かれ、国立療養所に重症児病床を開設する構想に繋がったということであった。懇談会には親たちだけでなく、水上勉や小林提樹なども招かれ、この懇談会を清水貞夫他（2020）は次のように言及した。

この懇談会の席上で，国立療養所結核病棟の重症心身障害児（者）施設への転用とコロニー建設の話がもちだされたという。この懇談会では、国立療養所結核病棟の重症心身障害児（者）施設への転用とコロニー建設は未確定ながらも官房長官の話として真摯に聴かれ、官房長官は一歩前進のための感触をつかんだと理解できる。総理官邸での懇談会は、国立療養所結核病棟の重症心身障害児（者）施設への転用とコロニー建設が同時的に打ち出されたという点で、その後の政府行政の重症心身障害児（者）政策の基本が示されたといえる。（清水他 2020: 268）

一九六五年五月から朝日新聞では重症心身障害児の実態に焦点を当てた週一回の連載「おんもにでたい」が一年間掲載された。この連載では、肢体不自由と知的障害や筋ジストロフィーの児童たちが取り上げられた。例えば、第4章で述べた、国立玉浦療養所のカリエス児童や、後に西多賀療養所に入所する山田富也の在宅生活が掲載された。同年の九月には国立療養所に対し、第二回行政管理庁による監査が行われ、その際に、重症心身障害児者の施設として新たに一〇箇所を整備するよう勧告された。

このように、児童だけでなく成人も含めた重症心身障害児者の支援を得るための活動が親たちによって活発に行われたり、実態が新聞などに掲載されたりするようになったことが、一九六六年の厚生省事務次官通知（発児九一号）に繋がった。この通知では、今までの児童だけでなく、成人の重症者も含めた療育について通知しており、医療法に基づく病院で重症児者の療育を行う病床を持つ施設として、国立療養所に重症心身障害児者の病床が設置されることとなった。この際、国立療養所は児童福祉法第27条第2項に規定する国立療養所として、重症心身障害児者の病床を設置した。これにより、医療法と児童福祉法の両方が適用される重症心身障害児者の病床が国立療養所に誕生したのである。そして、西多賀療養所など国立結核療養所一〇施設において、重症心身障害児者病床が初めて設置されることになった。そして、これ以後も年次計画により、表5-5にあるように増床されたのである。清水他（2020）は、医療法と児童福祉法の二つが適用されることで、財源が確保しやすくなるということを次の通り指摘している。

一九六五年当時、厚生省は国立療養所の空床問題を内部的に協議・調整していた。また国立療養所側は、結核患者の激減で空床が多く、存亡の危機にあった。こうした状況で浮上したのが、国立療養所を重症心身障害児施設に転用する案であった。すなわち、厚生省は、一方で、国立療養所の存亡問題を、他方で、重症心身障害児問題を抱えていたのである。この二つの問題を、財源を考慮しつつ解決する案として浮上したのが、重症心身障害児施設を国立療養所結核病棟へ転用する案だったのである。国立療養所結核病棟を重症心身障害児施設に転用するなら、診療報酬制度に組み入れることができ、それにより財政的な裏付けとすることができると判断されたのである。（清水他 2020: 269）

一方、筋ジストロフィー病床の設置のながれは、一九六〇年に国立療養所西多賀病院に筋ジストロフィー児の山田寛之・山田秀人（山田富也の兄弟）が入院したことにある。当時の西多賀病院長によると、入院の経緯は以下の通りであった。

国立療養所西多賀病院に筋ジス患者が初めて収容されたのは、昭和三五年の春だった。それも、仙台にある肢体不自由児施設、整枝拓桃園の園長高橋孝文先生の紹介で、止むなく引き受けたというのが実情であった。［中略］私は考えた。治療法ない病気の子を入院させるのは、医療の面だけ考えるなら無意味である。しかし、国立の病院は国民の幸せを守る仕事の一翼を担っているのである。治療はできなくても、入院させるだけで、この一家には大きな光明が与えられるのだ。その上、西多賀にはベッドスクールという、寝たきりのカリエスの子のために、病室へ先生が来て教えてくれる学校がある。［中略］西多賀療養所は筋ジスの子を入院させるという噂が伝わると、各地から同病の子の入院申し込みが続いた。私にはもう断る理由はなかった。結果、筋ジスの数は次第に増えて、一〇名、二〇名、最終的には一四〇名までに膨れ上がった。

（あゆみ編集委員会 1993: 8-10）

第4章において、一九五〇年代にカリエス児が療養所へ入所するようになり、玉浦療養所では養護学校が開設されたことを述べたが、この玉浦療養所は後に再編統合のなかで上記の西多賀療養所へと統合した施設である。よって、西多賀療養所ではカリエス児の療育経験があり、ベッドスクールも行っていたため、身体障害がある児童の療育に関する知識や人材があった。また、障害のある児童に教育を提供する環境も構築されていたため、一九六〇年に筋ジストロフィー児を受け入れることになったと言える。一九六四年三月に、全国筋萎縮児親の会（後に日本筋ジストロフィー協会に改称）が設けられ、厚生省に対して専門施設をつくるよう陳情を行った。これを受けて、同年五月に厚生省は進行性筋委縮症対策要綱を発表し、西多賀療養所などに筋ジス病床が設置された。

陳情後、すぐに厚生省において対策要綱が作成され、病床も設置されることになったが、それは「厚生省が筋ジス収容に踏み切ったのは、伊藤忠の徳田篤氏の働きかけが大きかったようである。同氏は令息の筋ジスで苦労なされ、志を同じくする親御さんたちと、『日本筋ジストロフィー協会』を創設されたのであった」（あゆみ編集委員会 1993: 12）ということであった。一九六五年一一月の事務次官通知「進行性筋萎縮症にかかわる児童に対する療育について」（昭和四〇年一一月三〇日　厚児第一八三号）により、療育が開始されたが、一九六七年の児童福祉法一部改正により、重症心身障害児と同じく国立療養所へ治療研究等の委託が始められた。一九六六年には厚生省局長会議において、筋ジス病床は一九七〇年までに国立療養所に二〇二〇床を

表 5-5　国立療養所における重症心身障害・筋ジストロフィーの病床数（単位：床）

年	重症心身障害	筋ジストロフィー
1960	-	-
1961	-	-
1962	-	-
1963	-	-
1964	-	100
1965	-	300
1966	480	420
1967	1040	580
1968	1640	820
1969	1920	1100

＊資料：各年度の国立療養所年報(厚生省)より筆者作成

設置することが決められたのである。

このように重症心身障害児者と筋ジストロフィー児者の病床が国立結核療養所に設置されるようになったながれは、自身の経験から重症心身障害児の支援活動を個別的に行っていた小林提樹や島田夫妻が繋がり、同様の経験を共有する保護者などへも繋がりが拡大したことによって形成された。さらに、著名人であり、自身も障害児を持つ水上勉へと活動は繋がった。全国誌に首相へ宛てた水上の文章「拝啓池田総理大臣殿」が掲載され、首相に読まれ、そして、重症心身障害児の親の会がつくられた。団体として厚生省へ陳情を行うようになったり、水上の記事によって、これらの団体の要望を後押しする社会的意識が醸成されたりしたこと等がながれを形成したと言えるだろう。一人、二人だけの要望では、国が動くことはないが、重症心身障害児を育てる多くの親が所属する団体として訴え、雑誌や新聞などに、これらの動きに賛同する記事が掲載されることで、社会的に要望されていることとして共有することができる。これにより、今までは困難であった国からの助成金も得やすくなるだろう。実際、前述したように、重症心身障害児者および筋ジストロフィー児者に対しては、病床設置と同時に、治療法解明のための研究事業も出され、国の研究事業の一つとなった。

このように病床を設置したり、研究事業を行ったりするためには、医師との連携が欠かせず、医師の協力をどのように得て病床設置をしたのかについて、国立療養所愛媛病院の記念誌に以下のような記述がある。

一九六九年七月七日厚生省医務局長名で重症心身障害児（者）の病床設置に関する通達が届いたとき、医局は時代の要請、地方民のニーズは理解できるとしても、その病棟を担当する医師の問題で反対せざるを得なかった。討議の結果、専門医の派遣を要請することを条件に渋々設置を認めることにした。（五十周年記念誌編集委員 2019: 10）

ただ通達がある、時代の要請である、といっただけでは今まで診療したことがない疾患の病床は設置できないことがわかる。新たな患者の受け入れのためには、それらの患者に医療を提供できる知識と技術を持つ医師などの人材、治療のための器具や施設が必要になり、そのための資金も要する。この場合は、新たに専門医を派遣してもらうことで病床が設置できるようになったが、そのためには地元の医師会や大学病院との連携も必要となったであろう。また、国会では、以下のような発言があった。

渥美節夫政府委員

実は重症心身障害児施設を国立療養所に始める一年前に、筋ジストロフィーの子供たちのためのベッドを国立結核療養所に用意したことがございます。その場合におきましても、そういった比較的興味の薄い疾患に対しまする医師の関心というものが薄いということは一応予想しておったのでございます。実は筋ジストロフィーの場合におきましても、近隣の大学の医学部、特に内科系統の先生方の非常な御協力を得てそれが現在は成功している、そういうようなことでございますので、重症心身障害児施設の設置、この十カ所の選定にあたりましても、近隣の大学との提携を十分以上配慮いたしたわけでございます。たとえば下志津の療養所におきましては、筋ジストロフィー以来千葉大の内科のほうから協力を得ておるわけでございますし、また、北海道の八雲療養所におきましても北海道大学からの非常な協力を得ておる、こういうことでございまして、本年この十カ所を選びましたのにあたりましても、近隣の大学の学問を導入する、それの御協力を得るということで十分検討いたしたわけでございます。（第五一回国会　衆議院社会労働委員会　第三八号　一九六六年五月二六日）

重症心身障害や筋ジストロフィーに対する医師の関心が低く、病床設置に困難が予測されるため、大学病院と協力して医師を派遣してもらうことで病床設置が可能となっていた。医師の関心を得るためには、重症心身障害や筋ジストロフィーが国の研究として委託され助成金を得ることが必要となり、これらの研究を行うためには対象となる多くの患者も必要となる。そのためには、患者団体とのつながりが有効であり、このような重症心身障害と筋ジストロフィー病床の設置は、組織化された患者団体・国・医師団体のネットワークの構築が後押ししたと言えるだろう。

3　入所者について

(1) 非結核患者

これまで、国の政策では厚生省所管の施設には、国立としての特色ある運営が求められ、それらは採算の

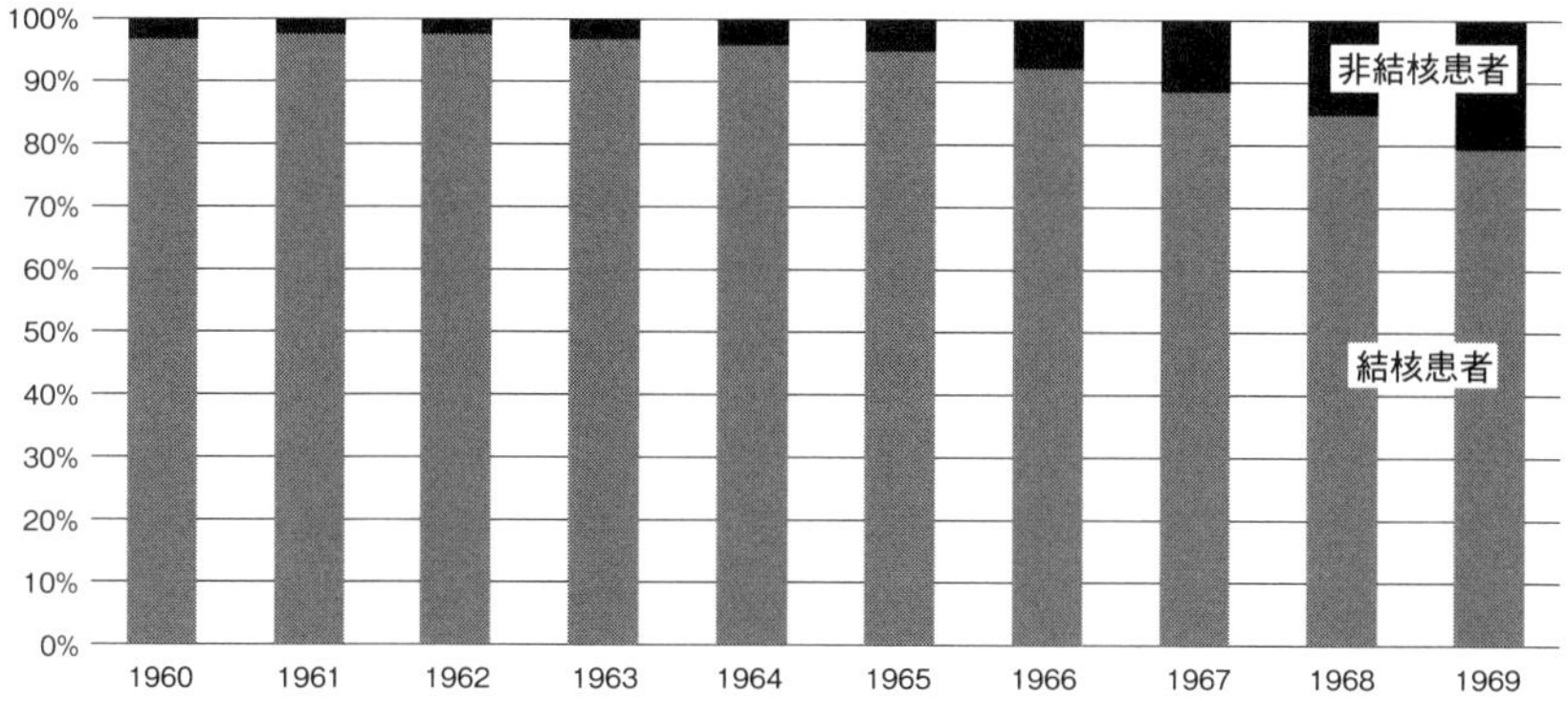

図 5-1　国立結核療養所の在所結核患者・非結核患者の割合
＊資料：各年の国立療養所年報より筆者作成

取り難い高度の設備を必要とする施設、長期療養を必要とする施設、特殊な疾病のための施設、貧困者のための施設等であったことを述べた。また、国立療養所再編成計画では、新たに重症心身障害と筋ジストロフィーの病床を設置し始めたことも述べた。

これらの患者の病床は主に結核療養所に設置されたため、当然ながら非結核患者が増えていくことになる。図５-１は、国立結核療養所における結核患者・非結核患者の割合の推移であ

表 5-6　1 日平均在所患者数

年	重症心身障害	筋萎縮
1960	-	-
1961	-	-
1962	-	-
1963	-	-
1964	-	11
1965	-	166
1966	13	366
1967	426	470
1968	892	547
1969	1628	701

＊資料：国立療養所史(厚生省医務局国立療養所課内国立療養所史研究会)より筆者作成

る。一九六六年までは、九割が結核患者であったが、一九六七年以降は一割以上が非結核患者となっている。一九六九年の結核療養所は三九％が結核患者、一一％が非結核患者であり、一日平均在所患者数は、結核療養所四万一〇五二人（表5-3）のうち、重症心身障害児者は一六二八人、筋ジストロフィー児者は七〇一人（表5-6）であった。単純計算をすると、非結核患者数は四五一六人であり、二一八七人が重症心身障害児者でも筋ジストロフィー児者でもない者になる。そして、この二一八七人には前述の国立結核療養所再編成計画において示された、脳卒中後遺症、交通災害後遺症、胸部慢性疾患等の患者が含まれると考えられる。

（2）医療職

国立結核療養所では、一九五〇年頃から国会で指摘され始めた空床を改善するため、一九六〇年代に、前述したような重症心身障害児者や筋ジストロフィー児者の病床をつくってきた。しかし、本来ならば空床を改善するために患者を受け入れたいが、様々な理由から十分な看護師を配置できず、国立結核療養所への命令入所があった結核患者を拒否するという事案が発生したことについて、国会で次のように発言された。

藤原道子議員（日本社会党）

各療養所で、はっきり名前をあげてもいいですけれども、病院が迷惑するといけないから、名前は控えますけれども、空床がある、一番空床が多い療養所です。ところが、空床の多い療養所で、命令入所による入院患者を、看護婦が足りないからといって入院を拒否しております。あるいは重症患者はこのごろ入れない方針をとっております。国立療養所が手のかかる病人、重症患者、命令入所、これらを引き受けなくてどこが引き受けるんですか。しかも空床がある。（第四〇回国会　参議院社会労働委員会　第一三号　一九六二年三月一三日）

これに対して、川上六馬政府委員は、次の通り回答した。

川上六馬政府委員
国立療養所の中で、命令入所あるいは重症患者の入院を拒むところがあるということでありますが、私としましては、そういう点は努めて国立病院が引き受けなければならないという考えを持っております。したがって、今そういうところがございますれば、特別の事情のない限り、なるべく早くこれを引き受けられるようにしたいと思っております。（第四〇回国会　参議院社会労働委員会　第一三号　一九六二年三月一三日）

小林進議員（日本社会党）が、新潟療養所で入院を拒否した事例について、国会で質問したときの回答は、次の通りであった。

川上六馬政府委員
新潟の方は、入院をストップするように私の方からは指示いたしておりません。ただ非常に医者が減っておるものでありますから、そういう面でせっかく入院を希望されても十分なお世話ができないというような

ことがあるいはあるかもしれません。（第三四回国会　衆議院社会労働委員会　第三四号　一九六〇年五月一〇日）

以上から、一九六〇年代には、医療関係者の不足が国会において糾弾されるようになったことがわかる。看護師の不足の理由として、田口誠治議員（日本社会党）は「結核の国立療養所とか、あるいは精神病院とか、こういうところに勤務しておる看護婦の処遇というのは、非常に労働時間が長く、労働強化がされておる」と述べた（第五一回国会　衆議院内閣委員会　第二〇号　一九六六年三月二五日）。医師が不足している理由として、前述の小林議員（日本社会党）は、次の通り述べている。

小林進議員（日本社会党）
医師の定数の不足していることはもっぱら給与の低いせいである。七％引き上げるようにしているけれども、まだ一般医師と比較すると、二割七分でありますか三割三分でありますか、若干そのところは聞き漏らしましたけれども低い。［中略］医師の定数不足は紛争問題が起こっておって、そのために医師が引き揚げているからだという新しい事情をお示しになりました。（第三四回国会　衆議院社会労働委員会　第三四号　一九六〇年五月一〇日）

医療職の配置基準は、医療法に定められているが、結核療養所は特殊病院として一般病院の配置基準より緩和されており、看護師は入院患者六人に対して一人の配置となっている。医師は、入院患者四〇人に一人の配置となっていた。尾崎嘉篤政府委員（厚生技官医務局長）によると、国立療養所の一九六四年の充足率は、看護師が九六％程度、医師が八七・三％であったが（第四六回国会　衆議院社会労働委員会　第九号一九六四年二月一三日）、次の理由により配置基準を満たせない療養所があることが黒木利克説明員によって、述べられた。

黒木利克説明員（厚生省医務局次長）

医療法上基準とする患者を一体どこで押えるかということでございますが、それについてははっきりした基準がないのであります。従って、大体ある月の平均とか、あるいは年間の平均というものをとらざるを得ないわけでございますが、そこで、かりに国立結核療養所における患者の実人員というものを基準にとりますというと、現在は助手まで入れた看護要員からみて大体基準には到達はしておる、ただ、問題は各施設ごとに、先ほど申しましたように、患者の非常にこの数年の移動が激しかったために、非常に無理な看護の態勢になっておるところもあるんでございます。従って、全国的にみますと、現在のこの一年間の国立療養所に入院した患者の数から割り出した医療法上の基準には達しておるのでありますが、先ほど申しましたような基準が必ずしも各施設では充足をされていない。（第三八回国会　参議院予算委員会第四分科会　第三号一九六一年三月二九日）

医療職不足の課題は、現在でも続くものであるが、一九六〇年代の国立結核療養所の特有の問題としては、国立結核療養所内の紛争がある。例えば、岡山療養所に入所していた朝日茂が生活保護に関して提訴し、一九六〇年に一審判決を得た朝日訴訟があるが、これに端を発し日本患者同盟による療養所の環境改善の交渉が行われた。また、一九六〇年に医療職の組合である日本医療労働組合連合会（国立病院・療養所の職員が最も多く所属）が起こした労働環境改善の交渉もあった。

川上六馬政府委員

そういうような紛争がたびたび繰り返されておって、医師としてはそういうところへは勤めにくいというようなことを申しておる向きもございまして、新潟医大としても、そういうところへなかなか人が行ってくれないということを医大の責任のある人も話しておったことは事実であります。そういうことは、単に新潟の療養所ばかりでなく、ほかの療養所でも同じような問題が起きまして、やはり病院の紛争というものは医師を確保する上におきまして大へん困る問題でございまして、もちろんそれだけが原因だというわけではございませんけれども、そういった病院の秩序がよく保たれていなくて、医師として愉快に勤務することができないというような、そういう状態が、医師をそこにとどめにくいという一つの原因になっていることは事実でございます。（第三四回国会　衆議院社会労働委員会　第三四号　一九六〇年五月一〇日）

以上から、一九六〇年代は国立結核療養所に非結核患者が増え始めたが、結核患者については命令入所の対象でも入院できない場合や、医療職が足りず医療サービスを円滑に入所者へ提供できない場合があったと考えられる。

4 入所費について

（1） 費目別収納済歳入額

一九五一年に結核予防法が交付され、結核医療は一部公費負担されるようになった。その後、結核予防法は改正され、一九六一年には結核患者に対して行政庁が命令入所させた場合には、医療費が全額公費負担されることになった。また、社会保険各法との関係も整理され、結核予防法による公費負担は社会保険より優先されることになった。これにより、結核患者は円滑に入所できるようになった。そのため、表5‐7の結核療養所の費目別収納済歳入額の割合で示されているように、結核予防法による収納済額が一九六〇年から一九六一年にかけては約一一%、一九六一年から一九六二年にかけては二二%も増加した。なお、留意点として、結核療養所には外来を設けている施設もあり、歳入には入所だけでなく外来による診療費も含まれている。

健康保険と国民保険については、社会保険より結核予防法が優先されることになったため割合は年々減少している。労災は一%以下であるが微増しており、保険適用となる業務中や通勤による結核以外の患者による診療収入がわずかに増えていると考えられる。自費も一九六〇年から一九六〇年代半ばまで年々減少しており、これは今まで社会保険が利用できず、全額自費で入所するしかなかった結核患者が、一九六一年以降は命令入所により結核予防法による入院が可能となったため減少したと考えられる。しかし、自費患者が〇

表5-7　結核療養所の費目別収納済歳入額の割合(単位：%)

年	生活保護	未復者給与特別 未帰還者給与法	健康保険	自費	国民保険	その他	労災	結核予防法
1960	37.8	1.2	26.1	16.6	10.7	1.0	0.2	6.3
1961	31.4	1.3	24.5	12.6	10.8	0.8	0.3	17.2
1962	20.5	1.5	21.7	8.5	6.7	1.3	0.3	39.4
1963	8.9	1.4	21.6	7.3	5.8	1.8	0.3	52.9
1964	6.1	1.3	26.2	6.7	5.9	2.3	0.3	54.1
1965	6.0	1.3	23.9	6.4	4.8	2.3	0.4	53.4
1966	5.7	1.2	23.9	6.3	6.9	3.0	0.4	52.6
1967	5.6	1.2	23.4	7.0	7.9	4.2	0.4	50.3
1968	6.1	1.1	24.9	6.2	8.8	4.7	0.6	47.6
1969	6.3	1.0	26.3	6.5	9.1	5.6	0.6	44.6

*資料：各年の国立療養所年報(厚生省)から算出し、筆者作成

に近くなることはなく、一九六〇年代半ばからは六〜七%の自費患者がいる。これは前述したように、結核療養所再編成計画によって、非結核患者の受け入れも行うようになっていることから、一九六〇年代半ばから残っている自費患者はこれら結核予防法の適用にはならない非結核患者であろう。

一番大きな変化は、今までたびたび課題として政府からや国会などで指摘されてきた、生活保護制度による歳入額の減少であろう。一九六一年は前年から六%減、一九六二年は一一%減、一九六三年は一二%減と大きく減少している。このように減少した理由は、生活保護法による医療扶助を受けていた結核患者の結核予防法への切り替えが一九六三年に実施されたからである。一九六四年以降は生活保護による歳入額は六%前後となっており、生活保護の歳入額割合だけを見るならば、以前と比較して格段に生活保護患者は減少したという印象を持つことができるだろう。しかし、実態としては、生活保護の結核患者は結核予防法の適用に移行しただけであり、両方とも公費による負担であることには変わりはない。

患者にとっては結核予防法による入所は、命令入所を受けることができれば、生活保護の場合には行われる厳しい資産調査などを受ける

ことなく、全額公費負担による医療が受けられるというメリットがある。また、厚生省は、命令入所を行うことで、病床の空床を改善させ、多くの結核患者を入所させて治療することができ、結核撲滅に向けた対策を取ることができる。それだけでなく、財務当局から求められている急増する生活保護の医療扶助の抑制に取り組むこともできる。このように、結核予防法による入所は患者と厚生省ともにメリットのある入所方法であったが、結核治療が発展することで、結核患者が減少することにより、一九六〇年代後半には結核予防法による入所の割合は早くも減少を始めた。

(2) 特別会計化

一九四九年に国立病院特別会計法が制定され、国立病院は特別会計に移行した。その際、国立療養所も移行が検討されたが、反対運動が起こり療養所については移行しなかった。しかし、その後、療養所の特別会計化について国会などにおいて再び指摘されるようになり、一九五〇年代後半から、財務当局との予算交渉において、国立療養所における一律二割引制度の廃止とともに国立療養所の特別会計化についても要請されるようになった。また、一九六五年第二回行政管理庁の監査において、一律二割引だけでなく低所得の入院患者に対する追加的な減額措置もやめるよう勧告された。

国の会計は大きく分けると一般会計と特別会計があり、一般会計の歳入は租税（所得税・法人税・消費税など）などで構成され、社会保障関係費や公共事業関係費などに歳出される。一方の特別会計は法律に定めることで設置できる会計であり、一般会計とは切り離して経理が行われる。国が特定の事業を行う場合や、特定の歳入を特定の歳出に充てる場合等に特別会計の設置が認められている。一般会計とは異なり、特定収入と特定支出として示すことで、どのような資金が、どの部分に使用されているのかといった流れを明確にすることができる。しかし、設立当初から主に国の予算によって運営されてきた国立療養所が特別会計化により、特定収入（診療費等）に基づき、特定支出（人件費、薬剤費等）を行うようになれば、赤字を減らすべく、支出を最低限にまで引き下げる可能性がある。よって、特別会計化による資金の効率化は、結核の空き病床を埋めるための方策に過ぎず、効率化を求めるあまり営利的になるのではないかという懸念があり、国立療養所の入所者からは大きく批判された。一九四九年に療養所の特別会計化を提起された際には、療養所の患者から以下のような投書が新聞になされた。

特別会計法案によれば療養所歳出の八〇％は患者からの収入によってまかなわなければならず必然的に医療費全額支払い可能な患者だけを入所許可の対象とするようになり、営利を目的とする私立病院と異なるところのないものになることは明らかです。現在私共の療養所は大部分が生活保護法、社会保険あるいは全額または一部減額免除の適用を受けており、自費負担者はわずかに四・五％に過ぎません。もし特別会計制が施行されればこの全員に近い支払不能な患者は強制的に退所させられることは必至でしょう。（毎日新聞一九四九年五月二八日朝刊）

この時は、前述したように療養所の特別会計化は見送られたが、一九六六年に療養所も含めた「国立病院特別会計法の一部改正案」が国会へ上程された際には、日本患者同盟は「日患同盟は特別会計になることは、結核、精神、脊損などの医療保障を使命（厚生省設置法第5条、第8項）としてきた国立療養所がその使命を放棄するものであるとして反対の態度を決定した」（日本患者同盟四〇年史編集委員会 1991: 160）と反対運動を起こした。このような患者等からの批判に対して、若松栄一厚生省医務局長は「特別会計というのは、主として特定の事業を行うような、また行っているような場合に、その財政的な収支を明らかにして、事業の経営が合理的、適切に行われることを期待するというのがその趣旨となっております」（国立療養所史研究会編 1976: 419）と説明している。また、国会では以下のように、結核患者が減少してきたから特別会計化するのではないと述べられた。

若松栄一政府委員

なお、国立療養所が患者が減ってきたので特別会計に移行するのではないかというようなお話でございますが、これは結核患者が減ってきたから特別会計に移行するという趣旨ではございませんで、いま申しましたように結核患者は逐次減ってまいりますし、それとは別に、重症心身障害児の引き受けであるとか、筋ジストロフィーの患者の引き受けであるとか、あるいはさらに、長期慢性疾患の患者を収容することがきわめて適切な条件にあります国立療養所としては、そのような新しい社会的情勢にも適応していきたい。あるいは、さらには、交通災害等に伴います長期療養のためのリハビリテーションの施設というようなものも国立療養所として当然担当していくべきではないかということを考えております。そういう意味で、結核患者を引き受けるということは本来の任務でございますけれども、そのほかに新しい政策的な医療面に国が積極的に参加していく。（第五七回国会　参議院社会労働委員会　第四号　一九六七年一二月一九日）

国立療養所再編成計画では、重症心身障害児者や筋ジストロフィー児者など新しい患者の受け入れに積極的に取り組むためには、借り入金ができる特別会計化が必要だと示された。同様に、園田直厚生大臣訓示要旨においても、国が担当しなければならない新たな医療のために特別会計化への移行が示された。

園田厚生大臣訓示要旨

申すまでもなく、国立療養所は結核医療の最終拠点として、今後なお結核対策の上に適正な医療を担当していかなければならないが、さらに一方結核の分野以外においても国が担当しなければならない新たな医療需要、すなわち重症心身障害児、進行性筋ジストロフィー、交通災害或いは脳卒中後遺症などの長期慢性疾患に対する対策が急がれている。そこで、数年前から国立療養所がこうした医療の動向に対処し得る体制整備を図るため、特別会計移行について検討されてきたところである。（国立療養所史研究会 1976: 414）

また、特別会計化と同時に、国立療養所で行われていた一律二割引の廃止も提案されており、以下のように国会でその経緯について説明された。

若松栄一政府委員

また、二割引きを廃止する、加算をとっておるという問題も、実は、国立医療機関、特に国立療養所は、昔は結核対策に積極的に協力するという趣旨から、社会保障制度がまだ十分でなかった時代には、こういう方法以外に協力する方法がなかった。ところが、現在におきましては、社会保険も皆保険を達成し、公的な扶助は充実し、また、結核予防法の命令入所その他の制度が充実してまいりまして、国立療養所自体がそういうふうにいわゆる社会保障的な政策をみずから行うということでなしに、社会保障的な政策はそれぞれの方法で充実させていき、そして医療機関は医療機関本来の姿で通常の医療機関の姿でこれをやっていくということも一つの行き方ではないかということも考えられるわけであります。まあそういう意味で二割引き云々の問題も検討しておることは確かでございます。そういうことで、国立療養所全体といたしまして、決して結核対策の足を引っ張ったりということでなしに、むしろ国立療養所がもっといい医療機関、もっと能力の高いものになるためにむしろこういう努力をしているものだというふうに御理解いただければまことにありがたいと思います。（第五七回国会　参議院社会労働委員会　第四号　一九六七年一二月一九日）

このように、国民皆保険が実施され結核予防法による公費負担も行われるようになり、社会保障が整った現在は、一律二割引きは不要であるとされた。そして、日本患者同盟による反対活動などはあったが、一九六八年に閣議において予算が成立し、国立療養所の特別会計移行と診療費割引制度の廃止が決まったのである。

第6章

難病病床の設置
――一九七〇年代

1　結核療養所数の減少と精神療養所数の増加

一九七〇年代には、一九六〇年代半ばに見られるようになった、国公立病床の規制を見直そうとする動きが本格化した。社会保障制度審議会の答申「医療保険制度の改革について」（1971）では、「公的病院の整備について、加えられている一切の不合理な制度的、実際的な制約を取り除くとともに、整備に必要な公的投資を積極的に行ってこれを促進するべきである」（社会保障制度審議会事務局 1971: 762）とされ、公的医療機関に公費を積極的に投入されるべきだと強く述べられた。また、同答申の「公費負担医療発展の方向性」においては、結核のような社会防衛的なものに対しては「この部門では、予算額の拡大が中心課題である」（社会保障制度審議会事務局 1971: 755）とされた。国立療養所年報によると、国立療養所の結核予算対策費補

表 6-1　各療養所の施設数

年	結核療養所	精神療養所	脊髄療養所	合計
1970	146	6	1	153
1971	141	6	1	148
1972	140	7	1	148
1973	140	7	1	148
1974	135	11	1	147
1975	135	11	1	147
1976	135	11	1	147
1977	134	12	1	147
1978	131	13	1	145
1979	129	13	1	143

＊資料：各年の国立療養所年報(厚生省)より筆者作成

助費は、一九七〇年は四六八六万三一七九円、その後は増加し続け一九七五年は六八六三七〇七五円になった。一九七五年をピークとしてその後は増減し、一九七八年は六六四〇五五五六円である。国立結核療養所の施設数は、一九七〇年代は一九六〇年代と同様に、毎年減少していった。結核療養所は統合、廃止だけでなく、結核病床の空床を解消するために、一九七四年には四箇所が精神療養所へと転換した。そのため、結核療養所数は年々減少するが、精神療養所数については表6-1に示す通り増加した。

以上から、一九七〇年代前半は、国立療養所における結核予算は増加したが結核療養所数は減少したことになる。よって、この期における予算は療養所の拡大以外の、人件費や医薬品費などの充実に使用されたと考えられる。しかし、一九七〇年代後半は、結核予算は減少し、結核療養所数も精神療養所へ転換するなどして減少していることから、結核療養に対する資源の投入方法について再検討がなされる場面を迎えたと言えるだろう。

2　病床について

一九七〇年代の国立療養所の病床数は表6‐2に示した通りであり、療養所数の変化と同様に、結核療養所の病床数は減少し、精神療養所の病床数については増加した。結核療養所の病床数は減少の一途であったが、病床の種類については、一九七二年以降に変化が見られた。それは、一九七二年に厚生省から難病対策要綱が発表されたことによる。

難病について、芹沢正見（1973）は「医学や医療技術の側から一定の明確な概念規定の下に提示されたものではなく、昭和三八年秋、埼玉県戸田・蕨地区に多発した『腹部症状を伴う脳脊髄炎症』（スモン）患者の医療やリハビリテーションが大きな社会問題となり、患者を中心とした民間組織が結成され、患者側の切実な要求を国や自治体の関係当局に要望したことに端を発して用いられている慣用語といえよう。」（芹沢 1973: 261）としている。つまり、「難病」は一九六三年頃から見られるようになったスモン患者の運動を通して、広く知られるようになった言葉だと考えられる。

このような「難病」が公的に定められ、使用されるようになったのは、一九七二年一〇月に厚生省によって初めて示された難病対策である難病対策要綱による。それまで、様々な場面において慣用句として用いられてきた「難病」が、主にスモン患者による国に対する公費負担の要求活動において使用されるようになり、国会などの公的な場でもスモンを「難病」として取り上げ、議論の対象とされるようになった。その結果、国によるスモン等の「難病」の研究推進や公費負担が実施されることになり、難病対策要綱を定め、初

表 6-2 各療養所の病床数（単位：床）

年	結核療養所	精神療養所	脊髄療養所	国療の結核病床が占める割合(%)
1970	46,939	2,690	120	27
1971	44,907	2,770	120	27
1972	42,653	3,120	200	27
1973	41,548	3,170	200	28
1974	39,740	4,270	200	29
1975	37,261	4,270	188	29
1976	36,426	4,270	228	30
1977	32,994	4,420	228	30
1978	30,525	4,670	228	31
1979	28,218	4,670	228	31

＊資料：各年の国立療養所年報(厚生省)より筆者作成

めて「難病」が公的に定義された。そして、研究対象となる公的な難病として八種類が選定され、そのうちスモン等の四種類は医療費助成の対象となる難病として定められた。

難病対策要綱では、医療機関については一九七三年から五年計画で国立施設を中心として整備することとされ、難病対策計画病床数は一万三八四〇床（うち要整備八〇九〇床）とされた。そのほか既設分として、国立療養所に設置されている重症心身障害病床五二八〇床、進行性筋萎縮症一八六〇床が明記された。そして、計画初年度の一九七三年は、難病対策計画病床は二〇〇〇床、重症心身障害病床は一〇四〇床、進行性筋萎縮症は一六〇床が挙げられた（社会保障研究所 1975: 658-659）。難病対策要綱において、病床の設置主体は国立施設を中心とすることとされ、既に国立療養所に整備されている重症心身障害と進行性筋萎縮症の病床数がそのまま記載されていたことから、難病対策要綱が発表される以前に、厚生省は国立療養所と調整し、難病医療の主な担い手に据えたことがわかる。難病対策要綱が発表された一九七二年一〇月の国会では、厚生省の滝沢正説明員が以下のように発言している。

滝沢正説明員

そのほか長期慢性のいわゆる老人病疾患、難病対策等の問題について病床整備の必要がございます。これらにつきまして国立病院、療養所が全体に占める病床の割合からいうと直接的にはそう大きな役割りは果たしておりませんけれども、一つの使命感として、特に結核対策と関連いたしまして、結核の減少に伴い、精神対策に転換し、あるいは重症心身障害児あるいは筋ジストロフィーの障害児というような特殊医療対策に重点を指向してまいっておりますから、今後の難病対策で病院、療養所とも国立はまずその先駆的な役割りを果たすべき必要があるということで来年度予算等にその整備の計画を考えておる次第でございます。（第六九回国会　衆議院決算委員会　第四号　一九七二年一〇月一一日）

図6-1に示す通り、結核療養所の病床利用率は一九七〇年代においても七割前後となっており、約三割が空床となっていることがわかる。滝沢説明員が述べるように、一九六〇年代半ばから始められた、結核病床を重症心身障害児や筋ジストロフィー児の病床へ転換する動きは、結核病床の空床を埋められるほどではなかったことがわかる。

また、厚生省管轄の国立療養所に難病病床を作ることになった理由の一つとして、滝沢政府委員は以下のように述べている。

滝沢正政府委員

しかしながら、やはり難病対策がただいま公費負担的に研究費の一部を使いまして、八つの疾病だけにつ

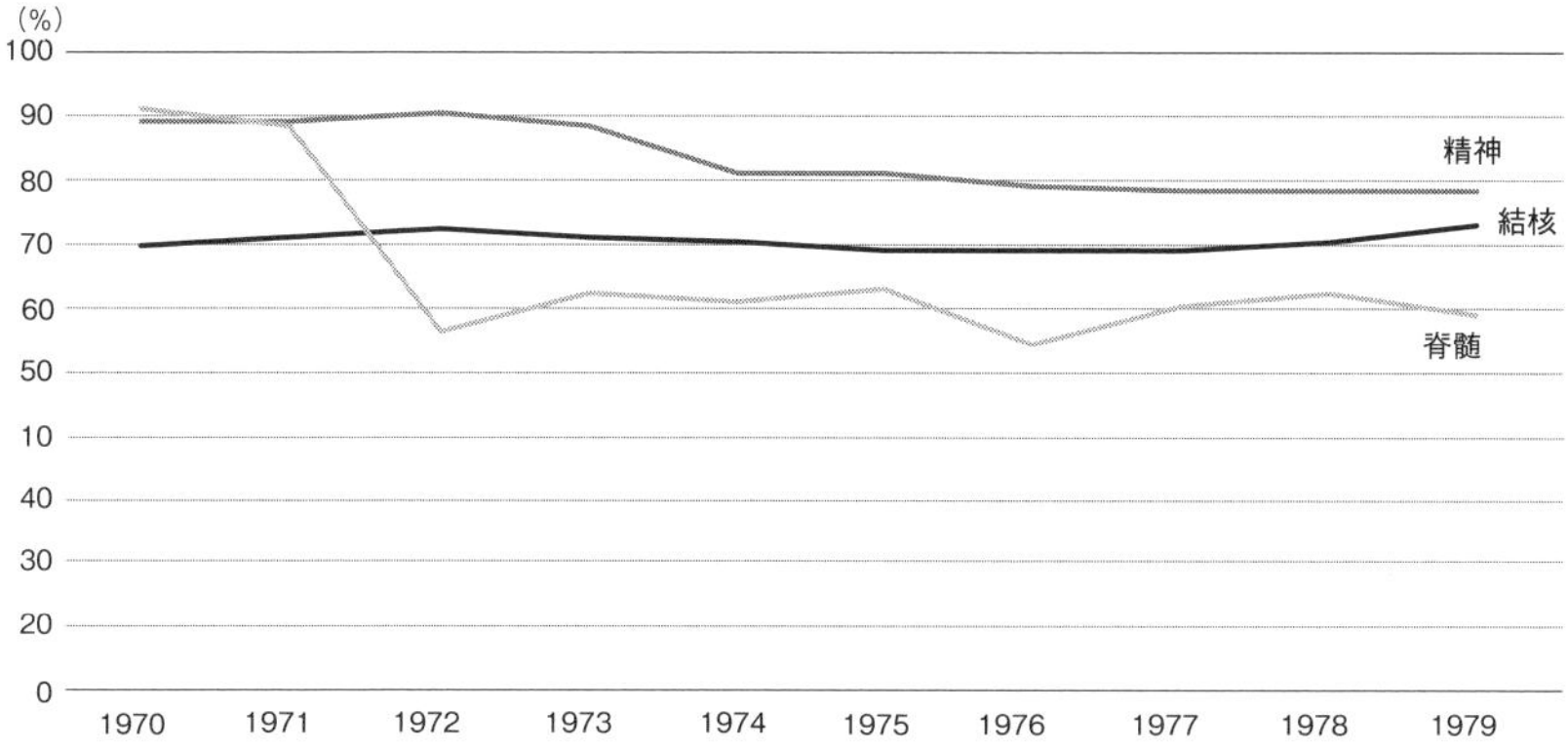

図 6-1　各療養所の病床利用率

＊資料：各年の国立療養所年報（厚生省）より筆者作成

＊病床利用率＝１日平均在所患者数／病床数にて算出

いては本年度から負担の軽減をはかるつもりでございますが、これについては差額とか、一部屋代の差額、あるいは付添の費用は見ることができません。したがいまして、受け入れる側の病院が、この難病対策に呼応する対策として、県立その他の公的病院の場合には、これを患者の負担にならないように御努力になると同時に、われわれもそういう行政指導をしていく必要があると思っております。ただこの場合、難病はどこの病院でもいいというのじゃなくて、やはりそれを受け入れるにふさわしい機能の病院でなければなりません。医師が、これを担当できる能力のある医師がおることが重要でございますから、したがいまして、公衆衛生局が研究費を配分する場合には、その病院が指定される形をとってまいりますし、県もその点を十分考慮して患者の受け入れをしていただく、こういうふうに従来考えておりますから、八つの疾病だけは本年度公費の負担が可能でございますが、先ほど御指摘の二十疾病は研究をとりあえず始めるだけでございまして、費用の負担の問題については今後の課題になっております。（第七一回国会　参議院社会労働委員会　第六号　一九七三年四月二四日）

難病研究委託費の一部は、八つの定められた疾病患者に対して、公費負担的に研究協力謝金として支払うこととされたが、それらには差額ベッド代や付添等は含まれなかった。難病患者には、褥瘡を予防するために定期的な体位変換や、人工呼吸器装着者には痰の吸引など、様々な介護や医療的ケアが必要となる。そのため、差額ベッド代が必要となるが、大部屋よりも個室の方が医療者も本人も利便性が高い。また、動けない患者のために常に寄り添い本人に代わって作業を行う者や、体調が急変しないかの見守り、患者が話せない場合には、患者の意思を汲み取り医療従事者へ伝える仲介者が必要になったりする場合が多く、それらの役割は付き添い者に求められる。多くの場合は、その役を家族が担うが、経済的理由により仕事を退職して介護をするのが難しい場合や、家族が幼年または高齢などの理由により、介助ができない場合もある。また、家族がいない場合もあるだろう。様々な理由により、難病患者に常に家族が付き添うことは難しく、難病患者を受け入れる場合には、病院は個別にスタッフを配置することが求められるが、そのような場合でも難病患者の費用負担とならないように、何らかの対応が病院に求められた。

前述の滝沢政府委員によると、患者を受け入れる病院には、それらの費用が患者負担とならないように、病院に対して行政指導を行いたいということであった。行政指導が伴う難病患者を積極的に受け入れようとする病院は、一般的に私立病院には少ないと考えられる。よって、公立でも特に国の方針が反映されやすい国立施設に難病患者の受け入れが求められることになる。国立施設の一つである国立療養所の場合は、本人の収入によって医療費の減免措置が受けられ、難病患者の自己負担を軽減できる。また、難病患者に支払われる研究協力費を利用するためには、その疾患の研究を行う医師が必要であるが、既に国立療養所では重症心身障害児者や筋ジストロフィー児者の病床を設置し受け入れているため、これらの研究を行っている医師が所属していた。以上のような理由から、国立療養所が難病の主な医療機関となったと考えられるだろう。
また、難病対策要綱が発表された一九七二年に厚生省国立療養所課長に就任した大谷藤郎（1993）によると、以下の通り、国立療養所の第二次特別整備と難病病床整備の二つを計画し、大蔵省から難色を示されたが、結果的に認められたことを述べている。また、難病では重症心身障害・筋ジストロフィー以外の疾患も国立療養所に病床を整備することとして計画したことが記されている。

なお、私が昭和四七年に国立療養所課長に就任して、まっ先に手をつけたのが、国立療養所の第二次特別整備一〇カ年計画、またそれに並行して、難病病床整備一〇カ年計画でした。第二次特別整備一〇カ年計画は、それまでに大蔵省から認知されていたのですが、私が就任して新たに難病病床整備計画を上乗せすることには難色を示された経過はありましたが、ともかく認められました。難病病床整備計画は、重心、筋ジスはもちろんのことその他の重症筋無力症などの神経筋疾患から老人リハビリまで含めたものです。（大谷 1993: 5-6）

3　入所者について

前節で確認したように、難病病床を設置するようになったことにより、国立療養所では難病患者を受け入れるようになった。図6‐2は一九七〇年代の国立結核療養所における結核患者・非結核患者の推移である。結核患者の割合が年々減少し、一九七九年には約六割が非結核患者となった。一要因として、今までの重症

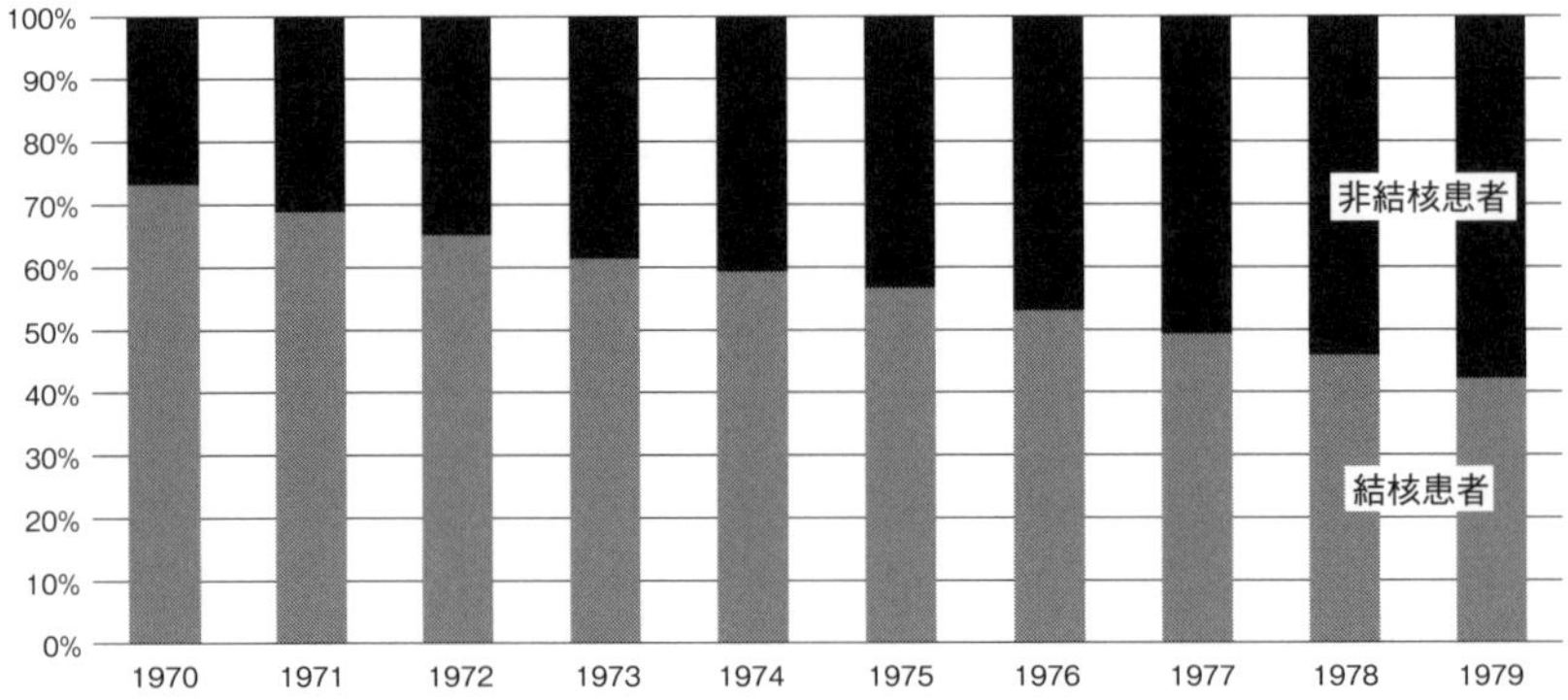

図6-2　国立結核療養所における在所結核患者・非結核患者の割合
＊資料：各年の国立療養所年報（厚生省）から算出し、筆者作成

心身障害・筋ジストロフィー患者だけでなく、難病患者を受け入れるようになったことも考えられる。表6-3は、国立結核療養所における重症心身障害および筋ジストロフィーの一日平均在所患者であるが、難病病床計画により増床しているため、患者も増えていることがわかる。重症心身障害・筋ジストロフィー以外の難病患者としては、国立療養所の既存施設の転用計画として、重症筋無力症・多発性硬化症・筋萎縮性側索硬化症等の神経筋疾患については八〇〇床、サルコイドーシスは五〇床、小児の慢性腎炎・ネフローゼ・小児喘息など小児慢性疾患は一一〇〇床、脳卒中等は一〇〇〇床、慢性気管支炎・気管支喘息等の慢性呼吸器疾患は二二〇〇床がそれぞれ挙げられている。国立療養所の既存施設の九割は結核療養所であることから、これらの患者の多くが結核療養所のなかの転用病床に入院したと考えられる。

また、これらの難病患者以外にも、一九七四年当時には腎不全対策として血液透析を行っている施設が一四箇所（うち三箇所では腎臓移植を実施）あることから、非結核患者として腎不全患者なども入所していた。また、乳幼児から成人までの心臓手術も一七箇所が実施しており、一九七〇年代に入ってからは、今まで以上に多様な患者が入所するようになった。これらの患者が非結核患者の割合を増加させているのであろう（厚生省医務局国立療養所課内国立療養所史研究会 1976: 502）。

一九七三年には老人福祉法が改正され、老人医療費公費負担制度が始まり、七〇歳以上の老人と六五歳以上七〇歳未満の一定の障害状態にある者の医療費自己負担がなくなった。これにより、一般病院においては老人の受診者が増えた。国立療養所については、前述の難病病床を整備する際に、国会で滝沢正説明員が「そのほか長期慢性のいわゆる老人病疾患、難病対策等の問題について病床整備の必要がございます」（第六九回国会　衆議院決算委員会　第四号　一九七二年一〇月一一日）と述べていることから、結核病床の転用先として、難病だけでなく長期慢性の老人疾患患者の病床も含まれていると考えられる。したがって、一九七〇年代には、老人医療費無料化および国立療養所における長期慢性の老人病床の設置の点から考えて、老人の入所者も増加が予測される。『昭和五四年度国立療養所年報』（厚生省医務局国立療養所課 1982: 27）を用いて一九七〇年度から一九七九年度における国立結核療養所の年齢階級別割合を算出してみると、一九七〇年度においては七〇歳以上は一一％であったが、一九七九年度は一九％であった。つまり、国立結核療養所においても一般病院と同様に高齢者が増加したことがわかる。しかし、国立療養所の結核患者の年齢階級別割合で見てみると、一九七〇年度において七〇歳以上は一一％であり、一九七九年度は二三％と倍増していることから、国立結核療養所にお

表 6-3　1 日平均在所患者数　（単位：人）

年	重症心身障害	筋ジス
1970	2,529	819
1971	3,268	998
1972	4,073	1,234
1973	4,674	1,347
1974	4,885	1,434
1975	5,363	1,473
1976	6,050	1,503
1977	6,573	1,559
1978	6,993	1,610
1979	7,244	1,687

＊資料：各年の国立療養所年報より筆者作成

ける高齢化の要因は、非結核患者というよりも、結核患者の高齢化によって促されたものと考えられる。

4　入所費について

表6-4は結核療養所の費目別収納済歳入額の割合の推移である。結核療養所には、外来を設けている施設もあるため、入所患者だけの実態を示したものではないが、結核療養所全体の推移は把握できるため示す。生活保護は結核予防法への切り替えが一九六三年に実施されて以降、減少を続けていたが、切り替えが終了した一九七〇年代に入ってからも引き続き減少している。一九七八年にはわずか三・一%となっており、第3章の表3-4（一九四八年）は五四%、一九五〇年代は三〜四割であったことと比較すると、生活保護受給者は激減したことがわかる。一九五〇年代は、国会で生活保護の適正化により受給しにくくなることで入所できなくなったり、退所せざるを得なくなったりすることが結核病床の空床化の原因だと糾弾された。しかし、一九七〇年代には歳入額のうちの生活保護が三%まで減少していることから、一九七〇年代においては、もはや生活保護の適正化が空床の原因だと言うことはできないであろう。

一九七〇年代に入ってからも、生活保護による歳入額が減少した要因はいくつか考えられる。第一に、難病患者を受け入れるようになったことが挙げられる。難病患者の多くは働くことができず、低所得となり生活保護の受給者になりやすいが、国立療養所では対象の難病には、難病対策により公費負担が行われるため、生活保護の受給者にはならない。このように、以前であれば生活保護の対象となった患者が、そうはならなくなったため、生活保護の歳入額が減少したと考えられる。

表6-4　結核療養所の費目別収納済歳入額の割合（単位：%）

年	生活保護	未復者給与特別未帰還者給与法	健康保険	自費	国民保険	その他	労災	結核予防法
1970	6.3	1.0	26.3	6.5	9.1	5.6	0.6	44.6
1971	6.4	0.9	26.5	6.2	10.3	7.4	0.6	41.6
1972	6.3	0.8	26.5	6.5	10.9	8.9	0.6	39.5
1973	6.2	0.9	24.8	5.2	12.1	11.5	0.7	38.6
1974	5.8	0.8	26.5	4.2	14.9	13.8	0.8	33.2
1975	5.0	0.7	29.2	3.4	17.6	14.2	0.8	29.1
1976	4.6	0.7	30.5	3.6	21.1	13.9	0.7	24.9
1977	4.4	0.6	31.5	3.8	21.4	14.8	0.8	22.7
1977	4.1	0.6	30.6	4.2	23.7	15.9	1.0	19.8
1978	3.1	1.0	32.0	4.3	24.7	15.7	1.0	17.7

＊資料：各年の国立療養所年報より筆者作成
＊ 1979年の国立療養所年報には、結核療養所の費目別収納済歳入額が記載されていないため1978年分までの作成となっている

第二に、一九六一年に国民皆保険が成立し、制度上は国民全員が健康保険や国民保険など、何らかの被保険者となることができ、保険を利用して受診しやすくなったことが挙げられる。一九七三年には高額医療費制度も実施されることになり、医療費が一月一件で三万円を超える場合には、超えた部分の一部自己負担分を保険によりカバーすることができるようになった。また、同年健康保険の家族給付率が七割に引き上げられ、被保険者本人だけでなく、家族患者も自己負担率が三割になることで受診がしやすくなった。健康保険や国民保険の患者が増えるだけでなく、利用しやすくなったことにより、表6－4にも示されたように、健康保険と国民保険の歳入額が年々増加したと考えられる。一九七八年には健康保険・国民保険で約六割の歳入を占めていることから、実際の患者数についても六割程度が健康保険・国民保険の利用者だと思われる。その反面、最も避けたい自費が減少傾向にあるため、多くの患者が健康保険などを利用できるようになったと考えられる。

また、結核予防法の歳入額が年々減少しており、一九七〇年から一九七八年にかけて二七%も減少している。結核による命令入

所の場合は、結核予防法による全額公費負担になることから、結核予防法による歳入額が減少しているということは、それだけ結核患者が減っていることになる。結核患者自体が減少していること、さらには結核の病床転換が進み、非結核患者が増えていることによって、結核予防法の適用にはならない、健康保険・国民保険の患者と歳入額が増加していると言えよう。労災については一％程度で推移しており、労働災害事故の対象となる患者が少数ではあるが存在することが確認できる。その他が増加しているが、資料の国立療養所年報にも「その他」としてまとめられているため、具体的には不明である。おそらく更生医療、育成医療といった障害者福祉制度による公費の入所などが含まれていると考えられる。

第7章

難病と病床

1　本章の目的

前章までにおいて、国立結核療養所における病床の遷移について述べてきた。国立結核療養所は、終戦直後は最も高い死因である結核に対し病床を提供する役割を担っていたが、結核患者が減少するにつれ、国が病床を提供するべき病として、重症心身障害や筋ジストロフィーが検討され、病床転換等により新たにこれらの病床が設置された。その後、国会での議論を経て、これらの病だけでなく、「難病」も国が病床提供を担うべきであるとされ、国立療養所にこれらの病床が設置された。その過程において、国立療養所が病床を提供するべき病は、患者数が多い病（結核）から、患者数が少ない病（重症心身障害・筋ジストロフィー）へと変わるだけでなく、個別の疾患名ではない「難病」という、幾つかの病をまとめた総称も対象となり、

「難病病床」が設置された。

前章で述べた通り、「難病」が初めて定義されたのは一九七二年の難病対策要綱であり、実務的には難病は厚生大臣の私的諮問機関である特定疾患対策懇談会において決定された。しかし、それ以前から、難病は国会で議論されており、その流れのなかで難病の医療費助成についても検討された。難病対策要綱が出され、国立療養所に難病病床が設置される以前に、どのような病を難病だと捉えていたのかについて検証した先行研究はない。しかし、「難病」はどのような病として語られ、考えられていたのかについて検証することは、その後の難病対策要綱と難病病床の設置に繋がる流れを考察する上で、非常に重要な事柄である。よって、本章では、国会議事録の「難病」が含まれる発言をもとにテキスト分析を行い、初めて一九七二年に難病が定義される以前に、どのような病だと考えられていたのかを示す。また、国会議事録の発言を通して、なぜ難病は国が病床を提供すべき病なのか、国はどのような病に対して支援すべきだと考えられていたのかについても明らかにする。

2　テキスト分析の結果

(1)　難病の出現回数

初めて国会議事録に「難病」が出現するのは一九四八年の一回であり、その後も一九六九年まで一～六回という少ない回数となっている（図7-1）。しかし、一九七〇年には、前年の一〇倍の五〇回、一九七一年には前年の二・四倍の一二〇回、一九七二年には三倍の三六二回となっており、一九七〇年以降、急激に増

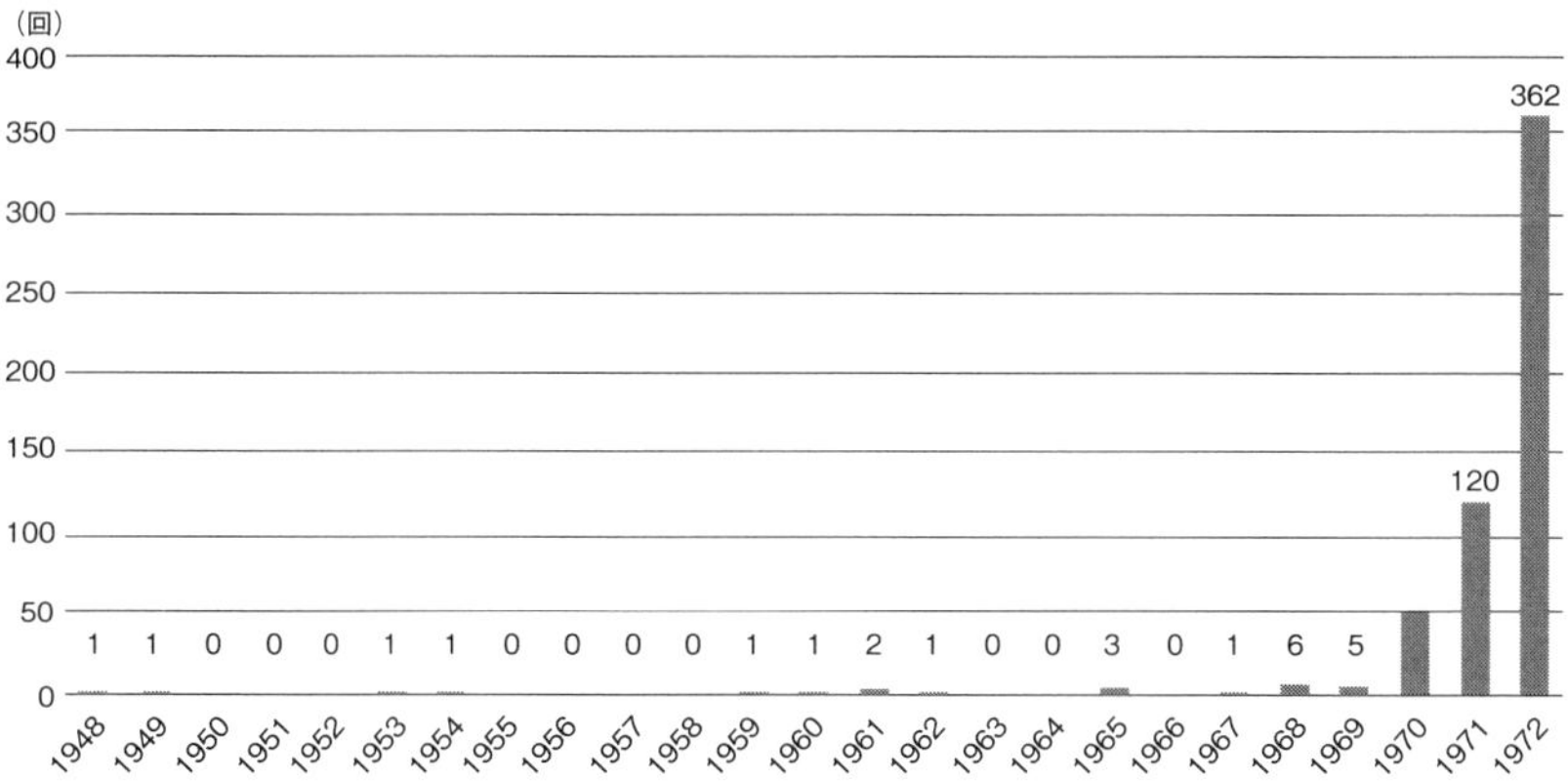

図7－1 「難病」の出現回数

加している。一九七〇年から急激な増加を始めることから、本章では、一九六九年までを前期、一九七〇年から一九七二年を後期として、二期に分割して検討する。

（2）難病が含まれる発言に出現する病

「難病」が出現する発言には、様々な病に関する語も併せて登場する（表7-1）。前期は結核が最も多く、二九回（四八・三%）と約半分を占めた。次いで、ガンが六回（一〇・〇%）、ハンセン病が五回（八・三%）であった。後期には、前期には全く出現しなかったスモン一八三回（三〇・八%）とベーチェット一二七回（二一・三%）が突如出現し、スモンとベーチェットで、後期の半分を占めた。前後期に継続的に登場した病は、結核、ガン、ハンセン病、筋ジストロフィー、ぜんそく、伝染病、水俣病、かぜであった。

（3）誰が発言したのか

①前後期の発言者

前後期の「難病」の発言回数と発言者をまとめたものが表7-2である。前期は、発言回数自体は少ないものの議員による発言が最も多く、一七回で七〇・八%を占めている。後期は、合計の発言回数が前期の二二倍の五三二回と激増した。

発言者を見ると、議員・政府・その他がともに発言回数が増加しているものの、議員は前期と比較して後期では占める割合が一八%も減少している。その一方で、政府が占める割合は一六・七%から三四・〇%へと、二倍も増えている。その他が占める割合は前後期ともに同程度である。以上から、前後期を通して発言回数およ

表 7-1「難病」が含まれる発言に出現する病（回数）

前期		後期	
結核	29	スモン	183
ガン	6	ベーチェット	127
ハンセン病	5	ガン	90
筋ジストロフィー	4	筋無力症	36
ぜんそく	4	筋ジストロフィー	24
伝染病	3	カシンベック	12
水俣病	2	水俣病	12
かぜ	2	結核	10
むち打ち症	1	自閉症	10
フィラリア病	1	成人病	9
淋病	1	カネミ油症	7
レイノー氏現象	1	ぜんそく	7
天疱瘡	1	ネフローゼ	7
		伝染病	7
		イタイイタイ病	6
		リューマチ	6
		筋炎	6
		サルコイドーシス	5
		ハンセン病	5
		精神病	5
		エリテマトーデス	4
		コラルジル	3
		じん不全	3
		はしか	2
		脳卒中	2
		白血病	2
		エヒノコックス	1
		かぜ	1
		肝炎	1
		関節炎	1
		血友病	1

表 7-2 発言者別の「難病」の発言数

	議員	政府	その他	合計
前期	17(70.8)	4(16.7)	3(12.5)	24
後期	281(52.8)	181(34.0)	70(13.2)	532
合計	298(53.6)	185(3.2)	73(13.1)	556

(　)内の数値は割合

表 7-3 議員による「難病」が含まれる発言数

前期		後期	
所属党	発言回数	所属党	発言回数
自由党	1(5.9)	公明党	84(29.9)
日本社会党	11(64.7)	日本社会党	148(52.7)
日本共産党	1(5.9)	自由民主党	17(6.0)
民主社会党	2(11.8)	日本共産党	31(11.0)
無所属	2(11.8)	民社党	1(0.4)

(　)内の数値は割合

び占める割合が最も多い者は議員であるが、前期から後期にかけて政府が占める割合が二倍も増加していることがわかる。

②議員による発言

議員による「難病」の発言を党別に見たものが表7-3である。前期は日本社会党の議員による発言が最も多く、一一回で六四・七%であった。その他の党の議員にも発言は見られるが全体数自体が非常に少なく、一～二回であった。前期当時の政権政党は、主に自由党（自由民主党）であることから、「難病」発言の九割が野党である日本社会党等による発言であったと言える。

後期も日本社会党の議員による発言回数が最も多く、一四八回（五二・七%）であった。しかしながら、前期と比較すると占める割合は一二%も減少し、その分、他党の発言回数が増えている。例えば、前期は全く発言がなかった公明党が登場し、八四回（二九・九%）と日本社会党に次ぐ回数となっている。与党である自由民主党が占める割合は前後期ともに六%程度であるが、回数だけで見るならば、一回から

表 7-4　政府による「難病」が含まれる発言数

	厚生大臣	厚生省官僚	大蔵省官僚	労働省官僚
前期	2(50)	1(25)	0(0)	1(25)
後期	83(46)	94(52)	4(2)	0(0)

(　)内の数値は割合

表 7-5　前期・後期の特徴語

前期		後期	
患者	.077	思う	.169
言う	.062	問題	.139
日本	.051	難病	.111
特別会計	.045	医療	.103
結核	.044	考える	.090
国立療養所	.044	対策	.081
病院	.040	いま	.080
看護	.040	保険	.066
重症	.037	研究	.066
人	.033	非常	.063

一七回に増加している。

以上から、前後期ともに発言回数および占める割合が最も高い党は日本社会党であり、九割が野党による発言であった。

③政府による発言

政府の「難病」の発言者を表したものが表7‐4である。前期は発言回数が少ないが、前後期ともに発言している数が多い者は厚生大臣および厚生省官僚であった。難病を取り扱う部署として、特定疾患対策室が厚生省に設置されたのは、難病対策要綱が発表されるわずか三カ月前の一九七二年七月である。つまり、正式に厚生省内に難病を取り扱う部署が設置される以前から、難病については厚生省が取り扱っており、厚生省大臣および官僚が主に発言を行ってきたことがわかる。

前期に労働省官僚の発言が見られるのは、職業病に関する発言を行ったためであり、また、後期における大蔵省官僚の発言は難病に関する予算についてであった。

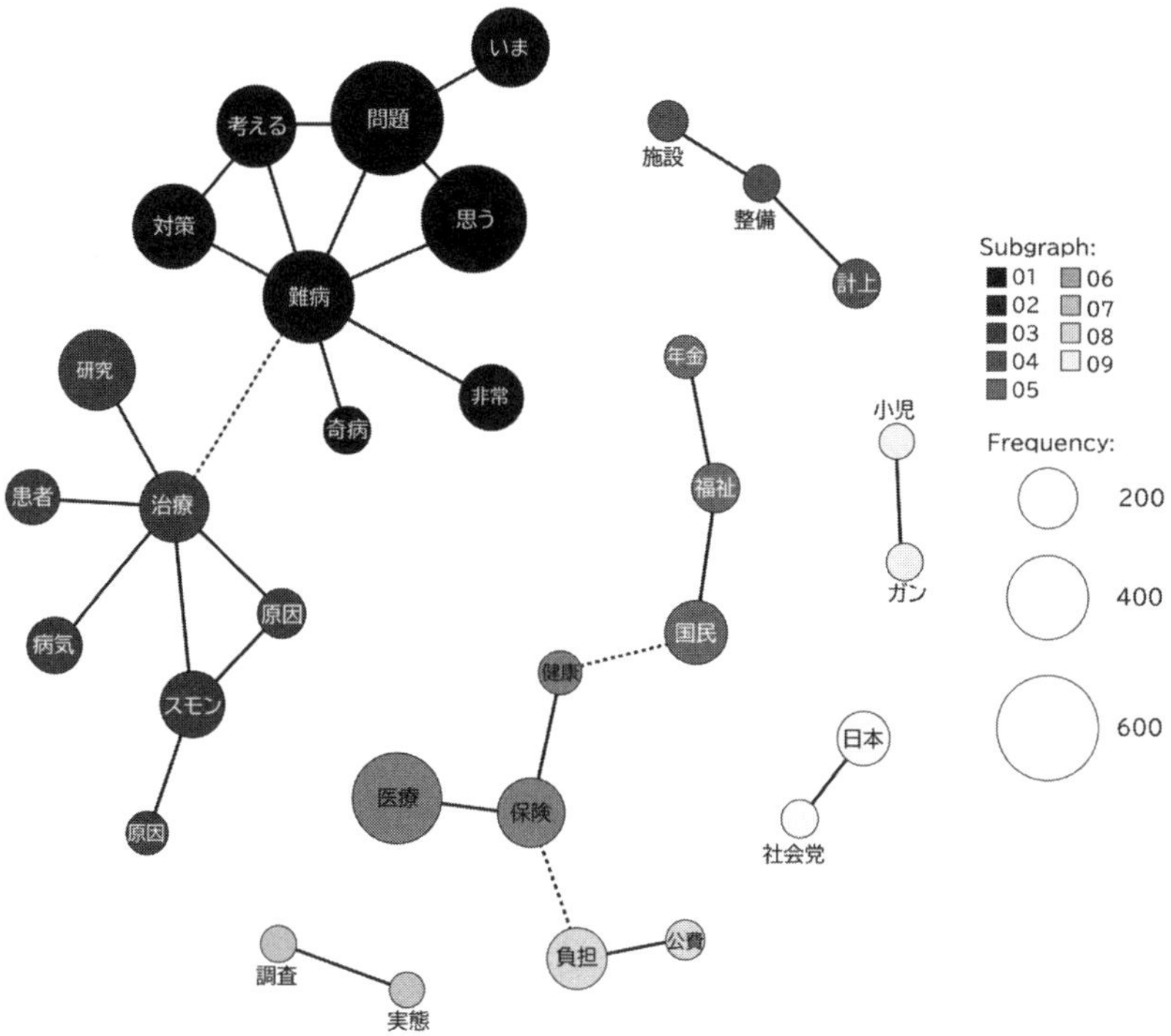

図7-2　後期の議員発言の共起ネットワーク

（4）どのような文脈で発言がなされたのか

①前後期の特徴語

表7-5は前後期の特徴語を示したものである。特徴語とは、その区分において特徴的な語であり、「データ全体に比して、それぞれの部において特に高い確率で出現している語」を示す（樋口 2014）。表7-5は、前後期の発言における特徴語をJaccard係数によって示したものである。樋口耕一（2014）によると、「Jaccardの類似性測度は〇から一までの値を取り、関連が強いほど一に近づく」（樋口 2014: 39）ものである。

このような特徴語を見ることで、他の部とは異なる、その部で特に使用された語がわかり、その部において語ら

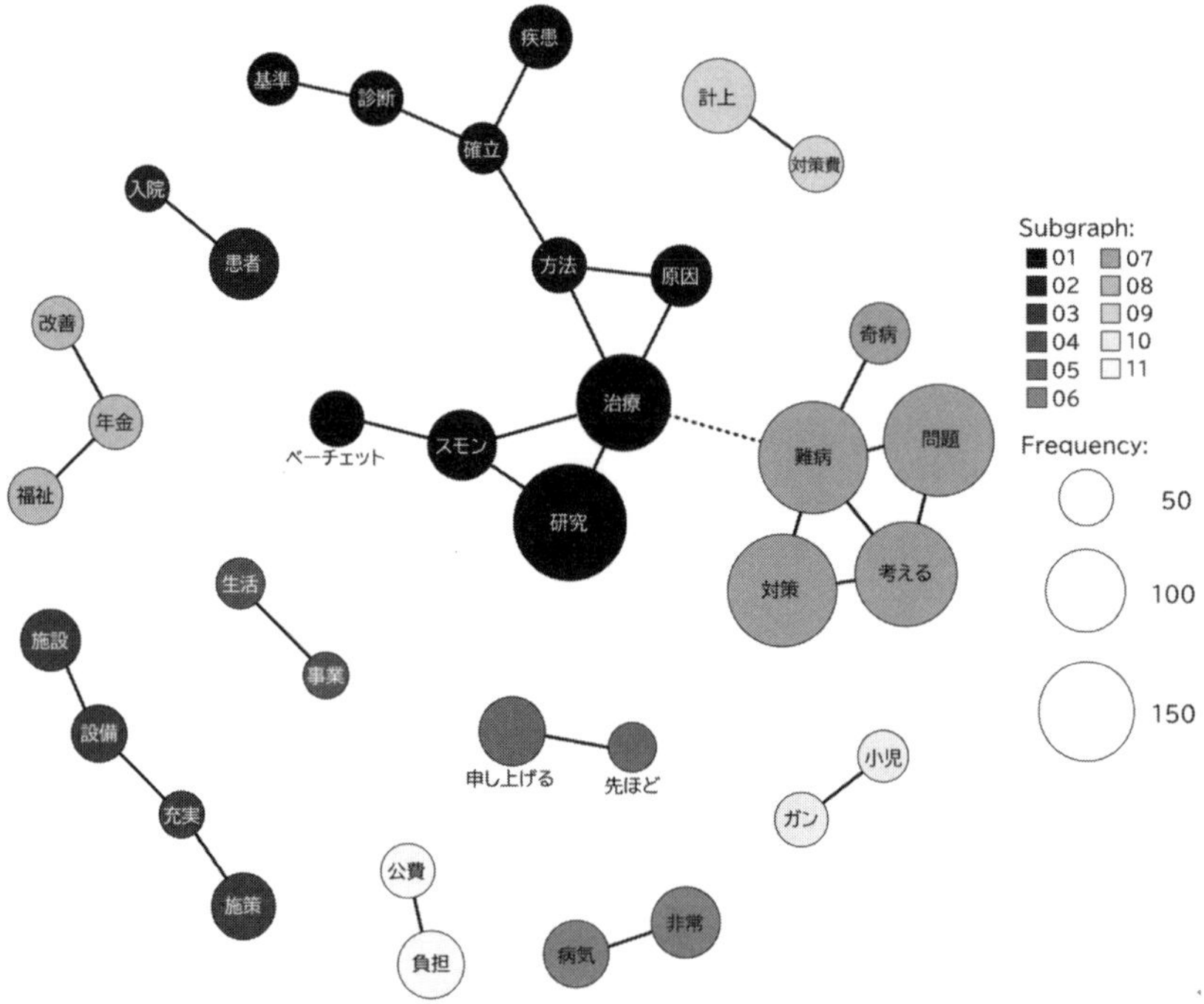

図 7-3　後期の政府発言の共起ネットワーク

れた文脈を推測することができる。表7－5によると、前期は、患者・言う・日本の順に特徴語の出現率が高かった。後期は、前期と異なる語が特徴語となっており、思う・問題・難病の順であった。

②後期の共起ネットワーク

前期は発言数が少ないため発言者別の文脈を検討することは難しい。しかし、後期は急激に議員・政府ともに発言数が増加し、発言者別の文脈分析も可能となるため、議員・政府それぞれの発言を共起ネットワークで示したものが図7－2、図7－3である。共起ネットワークでは、「出現パターンの似通った語、すなわち共起の程度が強い語を線で結んだネットワークを描くこと」ができ、「重要なのは線で結ばれているかどうかであって、近くに布置されているだけで線で結ばれていなければ、強い共起関係はない」（樋口 2012：158）とされている。つまり、複数の言葉の繋がりを見ることで文脈を推測できる。

図7-2は、「難病」が含まれる議員発言、図7-3は政府発言の共起ネットワークである。議員・政府発言ともに「難病」は「対策」、「問題」、「奇病」、「考える」と繋がりが見られた。また、「治療」についても、「研究」、「スモン」、「原因」が、議員・政府ともに繋がりが見られた。ただ他方で、異なる点も見られ、議員発言では、「問題」は「いま」と繋がったり、「保険」、「医療」、「健康」、「国民」といった、政府発言には見られない言葉の繋がりも見られた。また、政府発言でも、「確立」、「診断」、「基準」、「疾患」といった議員発言には見られない繋がりが見られた。

3　考察

（1）難病とはどのような病なのか

①前期の難病

表7-1が示したように、前期に最も多く出現した病である結核は、一九三五年から一九五〇年まで日本人の死因一位であった（平成二九年人口動態統計）。そのため、日本政府は結核対策を急務とし、一九三九年には結核予防会の設立、一九四二年にはBCG集団接種の開始、一九四八年には予防接種の法制化などを実施した。このような結核予防対策や終戦による公衆衛生の改善により、一九五〇年代に入ると少しずつ結核による死亡者は減少していった。一九五一年には、死因一位は脳血管疾患になり、結核は二位、一九五三年

には五位と変化した。

以上の背景を踏まえて議事録を見てみると、結核は二位から五位へと後退した一九五四年から一九六八年において、「難病」とともに発言されていた。しかし、「難病」を含めず「結核」だけの発言を見るならば、死因一位であった一九四七年から「結核」は発言されていた。つまり、結核が死因一位であり続けた時期には、結核対策などの議論のなかで「結核」は発言されたが、「難病」とは結びつけられなかった。しかし、その後、結核の死因順位が後退し、徐々に死亡数が減少していく時期に、「結核」は「難病」と結び付けられて発言されるようになったと言える。

以上より、前期における難病とは主に結核を指すことが示された。ただ、結核が、日本人の死因一位であり続けた一五年間に、「難病」と結び付けられることはなかった。その理由ははっきりしない。ただ少なくとも、二〇一四年に定められた難病法の第1条に定める難病「発病の機構が明らかでなく、かつ、治療方法が確立していない希少な疾病」にある、現代の難病の「希少性」に該当しないのは明らかである。では、実際には、どのように発言されたのかについては、以下に引用する。

田中松月議員の発言には難病の治療には高い医療費が必要となる、という考えが見られた。木村禧八郎議員の発言では、難病は病院にとっては診療収入を上げにくい病だと述べられた。大谷瑩潤議員の発言では、難病は精神的に非常に痛手となり、通常の病人に対するような法律的扱いはできないということが述べられた。草葉隆圓厚生大臣と相馬助治議員は、治療が難しい病、治療方法がない病として発言した。中山マサ厚生大臣は、公衆衛生の観点から、周囲に感染させない方法を取らざるを得ない病として発言した。

まとめると、難病は有効な治療はないが治療費は高く、病院にとっては利益が少なく避けたい病であり、本人にとっては精神的に非常にストレスとなる病として捉えられていた。さらに、一般病人のような法律的扱いはできず、周囲に感染させないような方法が必要になる病としても言及されていた。
言及があった国会での発言は以下の通りである。

田中松月議員（日本社会党）
科学的な根拠は突きとめ得なくても、事実上そういう安い金で難病がなおるかどうかということは、そういう調査機関が関係して、白日のもとにその実績を調査する。（第四回国会　衆議院厚生委員会　第三号　一九四八年一二月一三日）

木村禧八郎議員（日本社会党）
更に收入の上りにくい患者を敬遠するようになる。即ち病氣の面では、難病それから慢性病の入院患者を敬遠する。（第五回国会　参議院大蔵委員会　第三四号　一九四九年五月二三日）

大谷瑩潤議員（自由民主党）
普通の病人を扱うような法律上の規定ばかりでこれを処理して行こうとしても、非常に難病であるだけにこの病気にかかつている人たちは一種の厭生観と申しまするか或いは又僻みと申しまするか、精神的に非常な痛手をこうむつておるということを考えますると、この法律を定められまする上においても、普通の態度でこれを以てしては到底患者に対する人権の擁護並びに一般社会からの同情というものが十分に認識せしめられて納得の上で、この法律に従わして行くということが困難であろうと思います。（第一六回国会　参議院厚生委員会　第一二号　一九五三年七月九日）

草葉隆圓厚生大臣

それにいたしましても最も難病であると申しますか、治療の困難な病気であるという前提のもとに取扱って参つたのであります。（第一九回国会　衆議院厚生委員会　第六一号　一九五四年一〇月二日）

相馬助治議員（日本社会党）

現在の医学をもってしては、いまだ決定的治療の道がないところの難病であるとのことでございました。（第三二回国会　参議院本会議　第二号　一九五九年六月二三日）

中山マサ厚生大臣

その方が生活している周辺の方々にそのいわゆる難病をうつさないということがこれはやはり公衆衛生という点から当然とらるべき方法ではなかろうかと私も存じております。（第三五回国会　参議院社会労働委員会　閉会後第四号　一九六〇年一〇月一四日）

②後期の難病

後期になると、表7-1が示すように、難病が含まれる発言に出現する病の種類は、一三種類から三一種類に増加した。そのうち、二三種類は前期には見られない新しい病であった。前期では、出現する病の半分が結核であったが、後期では結核が占める割合はわずか一・七％にまで減少し、前期と後期では、難病とともに語られる病は全く異なっていることが示された。

後期に最も出現した病は、前期には全く見られなかったスモンであった。国会での初めての「スモン」についての発言は、一九六七年の社会労働委員会においてである。政府委員から奇病の一つとして挙げられた。その後、日本社会党の大橋和孝議員や政府委員から度々発言されるようになるが、一九六九年から急激に発言が見られるようになった。それまでは、社会労働委員会でのみわずか三回発言されたが、一九六九年には社会労働委員会を含めた二一回の委員会において発言されるようになった。これらの委員会では往々にして、奇病のスモンとして発言された。スモンが初めて難病という言葉とともに発言されたのは、後期の一九七〇年、内田常雄厚生大臣による発言であり、次のようなものであった。

内田常雄厚生大臣

スモン病をはじめ、御指摘のような、原因不明また診断方法も確立しないし治療方法も確立していないようなそういう病気、しかもそのあり方が非常に悲惨な病気につきましては、私どもも、医療を担当する官庁といたしまして、当然心を砕いておるわけでございます。スモン病につきましては、これは厚生省中心といいますか、厚生省所属の予防衛生研究所の甲野博士を中心としまして、各方面の専門家においでをいただきまして、スモン病調査研究協議会というものをつくりまして、そして診断基準なり、あるいは原因の究明なり、治療方法の確立などにつきまして鋭意検討を進めておるわけでございまして、これらにつきましては、明年度におきましても相当の特別研究費というようなものを用意いたしまして、そして一日も早く事態の解決につとめてまいるつもりでございます。また、いまほかの方面の病気として筋ジストロフィーというようなお話もございましたが、これはまた他の同僚議員の方々からも先般も御指摘をいただいておりますけれども、ベーチェット病とかカシンベックとかいう病気もある趣でありまして、私も、その方面の専門家でないからよくわかりませんけれども、しかし、これも御指摘のとおり、難病奇病のようでございますので、これらの問題も含めまして対策を十分立てていかなければならない、こういうつもりでおります。（第六三回国会　衆議院社会労働委員会　第二号　一九七〇年三月五日）

内田厚生大臣の発言以降、スモンはベーチェットとともに難病奇病の一つとして頻回に議員や政府委員から発言されるようになっている。このようなことから、後期の難病とは主にスモンであり、国が研究を行うべき、変わった病、珍しい病（奇病）という意味を含有したものであったと考えられるだろう。

以上、国会で難病はどのような病として発言されたのかについて、前期・後期に分けて検討した。本書のなかで前章までに取り上げた難病病床は、一九七二年の難病対策要綱において「国立施設を中心として整備する」（社会保障研究所 1975: 659）ものとされ、国立療養所に設置された。つまり、難病対策要綱が出される以前に考えられていた難病とは、前期は主に結核であり、有効な治療はないが治療費は高く、病院にとっては利益が少なく避けたい病であり、本人にとっては精神的に非常にストレスとなる病として捉えられていた。また、一般病人のような法律的扱いはできず、周囲に感染させないような方法が必要となる病であるとされた。後期は、難病とは主にスモンであり、国が研究を行うべき、変わった病、珍しい病（奇病）であった。

（2）誰によって、どのような文脈で発言されたのか

①前期の発言者と文脈

前期の難病を含んだ発言は少ないものの、表7-2、表7-3で示したように、野党である日本社会党議員の発言が最も多かった。初めて難病の発言を国会で行ったのも、野党であった日本社会党議員の田中松月であった。一九四八年に、難病の治療における鍼灸あん摩の効果に関する調査についての発言でこの言葉が現われる。この際には、淋病が難病の例として挙げられた。その後は、表7-1に示されているように、ハンセン病や筋ジストロフィーなど、様々な病が難病の文脈に出現してくるが、最も多く出現するのは前述したように結核であった。それは、表7-5（前期）の特徴語からも読み取れるように、「国立療養所」に入所する難病である「重症」の「結核」、「患者」の療養や「看護」の文脈で用いられた。

また、表7-5で特徴語として、「特別会計」、「病院」が示されたように、一九六八年には国立結核療養所の特別会計化について討議がなされた。これらは、議員の質問に大臣や官僚が回答する形でなされた。

②後期の発言者と文脈

前述のような、前期における難病といえば結核という用法は、後期に入って変化した。原因不明の痺れ病としてスモンがメディアに取り上げられるようになり、公明党はスモンやベーチェット、筋ジストロフィーをはじめとした原因や治療法が不明の病をまとめて社会病として称するようになった。そして、社会病の救済基金制度の設立を提言した。

しかしながら、厚生大臣および厚生省官僚は、研究を優先するとして退けた。そのため、公明党議員は事前に提示していない資料を用いて、佐藤栄作総理大臣に対しても強く対策を求めたところ、次のように今までとは異なる回答が得られた。

佐藤栄作総理大臣

とにかくスモン病、これはたいへん気の毒な状態だと思います。ただ状態が気の毒だとか原因が不明だというだけでは救えないと思っております。ただいま具体的に積極的に救済に乗り出せ、特別措置をとれ、こういうお話でございますから、そういう意味で、いまの研究は研究、対策は対策、これは別に分けまして、具体的に厚生省で積極的に検討さすことにしたいと思います。御了承願います。（第六三回国会　衆議院予算委員会　第一八号　一九七〇年三月三〇日）

山田太郎議員（公明党）

そこで、かねがね私が念願しあるいは要請もしてきたことでございますが、スモンをはじめといたしまして、ベーチェットとか筋ジストロフィーとかあるいはカシンベック等々の、同じような原因不明、治療法の不確定なもの、こういう社会病といいますかあるいは難病といいますか、そのようなものを救済するための立法措置が要るのじゃなかろうかという点を常々要請もし、考えてもきたわけでございますが、この点について厚生大臣のお考えをお伺いしておきたいと思います。（第六五回国会　衆議院予算委員会第三分科会第四号　一九七一年二月二三日）

古寺宏議員（公明党）

次に、前の厚生大臣のときにもいろいろお願いしたのでございますが、いわゆるベーチェット氏病とかあるいは筋ジストロフィーとか難病といわれるものがございます。これは社会病とでも申しますか、こういうような原因もわからない、治療法も確立していない、しかしながら医療費は非常に多くかかるというような患者さんがたくさんいらっしゃいますが、こういう患者さんのために難病救済基本法というものをつくってはどうかということが、いままでもしばしば論議をされてまいりました。（第六六回国会　衆議院社会労働委員会　第二号　一九七一年七月二三日）

古寺宏議員（公明党）

きょうはスモン病をいろいろ御質問申し上げたわけでございますが、このほかにネフローゼあるいはベーチェット、筋ジストロフィーとかいろんな難病ですね、社会的に防衛しなければならない成人病も当然入りますが、こういう病気が非常にたくさんふえているわけでございます。これはいままでの厚生省の機構では非常に複雑で、非常に対策がおくれるという傾向があるように考えられるわけでございますが、この際、社会病対策本部、いわゆるこういう特定疾患、いろんな難病を救済するための社会病対策本部をつくり、そして厚生省に社会病対策局をつくるということが、今後必要になるというふうに私どもは考えているわけでございますが、こういうことについて大臣はどのようにお考えでございましょうか。（第六八回国会　衆議院社会労働委員会　第七号　一九七二年三月一六日）

今までは厚生大臣および厚生省官僚によって、研究を優先するとして、生活保障に関する対策は検討の対象外とされていた。しかし、この佐藤総理大臣の発言により、急遽、対策も検討されることになったのである。総理大臣の発言が得られたことにより、公明党議員は厚生大臣や厚生省官僚に対し、具体的な難病対策を求められるようになり、大臣や官僚もそれに答えざるを得ない状況を作り出すことができた。以上のように、後期では、前期の結核の文脈から、スモンを含めた難病対策への文脈へと変わったと言える。

（3）後期の議員発言

後期全体の流れは前項までに述べたが、ここでは後期のなかでも特に議員発言の流れに焦点を当てる。図7-2に示したように、議員発言では、政府発言には見られないような語の繋がりが見られ、「保険」が「医療」、「健康」、「負担」等と繋がっている。それは、スモンを対象とした難病対策推進のために、医療保険の一部改正の文脈において討議が行われたためであると考えられる。医療保険（国民健康保険）の適用範囲を拡大し難病も含めることや、反対に保険から切り離して、難病は全額公費負担とする方法などが議員から提案された（第六八回国会　社会労働委員会　第二四号　一九七二年五月一一日　川俣健二郎議員　日本社会党）、（第六八回国会　社会労働委員会　第二七号　一九七二年五月一八日　島本虎三議員　日本社会党）。また、これらの文脈において、年金の課題も取り上げられ、福祉年金についても難病と絡めながら言及された。

小平芳平議員（公明党）

いま国民が求めているものは物価の安定であり、福祉の充実であり、不況からの脱出であり、特に先ほど来厚生大臣からも労働大臣からも述べられる福祉の問題につきましては百円、二百円福祉年金が上がるか上がらないか。百円上がるか上がらないか、千円が千百円になるかならないか、あるいは難病の方々が一万円の毎月の医療費の負担が国庫負担になるかならないか、そういうことに重大な関心を持って期待もし、注目もしているのが現状でございます。（第六八回国会　参議院社会労働委員会　第二号　一九七二年一月二五日）

このような議員発言は主に日本社会党議員からなされたが、後期には前期に全く発言が見られなかった公明党が急浮上し、日本社会党に次ぐ発言回数になった。

公明党は前期の一九六一年に結党された政党であるが、前期では難病についての発言はなかった。しかし、後期に入ると、佐藤総理大臣から研究と対策は別に行うという発言を引き出した山田議員の一九七〇年の発言を契機として、積極的に難病対策に関わるようになり、急に「難病」の発言が多数見られるようになる。衛藤幹子（1993）は、公明党が難病対策に関わるようになった理由として、議員の出馬選挙区にスモン病患者がいたことと、公明党の宗教色を脱したいという思いが重なり、難病対策に関わるようになったと指摘している。衛藤の指摘と表7-3、表7-4に示された公明党の「難病」発言の変化から、公明党が難病対策に意図的に関わり始めたと考えることができる

全期を通して、最も多く「難病」に関して発言を続けてきた日本社会党は、前期に国立病院や個別の病の文脈での発言は見られるものの、公明党のように幾つかの病を難病としてまとめ、対策を要求することはし

なかった。後期に入り、公明党の山田議員を中心に複数の病を社会病または難病としてまとめ、難病対策の検討開始に結び付けた流れのなかで、日本社会党もその流れに加わった。すなわち、公明党が難病対策を要求するなかで、日本社会党議員も同調し、スモンなどを難病の文脈において取り扱うようになり、対策を政府に求めていった。以上から、公明党は難病対策要綱へと繋がる流れを切り開き、日本社会党は前期から後期にかけて難病を取り扱う文脈を変えながら、最も難病に関わる発言を行ってきたと言える。

そして、後期では、日本社会党および公明党だけでなく、日本共産党の発言も目立つようになった。日本共産党議員は、前期ではフィラリア病の撲滅の文脈における一回の「難病」発言のみであった。しかし、後期では、三一回（一一・〇％）と急に発言するようになり、治療方法がない病を難病として取り扱うように変化した。いずれにせよ、後期では、公明党・日本社会党・日本共産党による「難病」発言が九五％を占めており、難病対策要綱へと繋がる議論は、野党であるこの三党によって進められたと言える。以上から、後期の議員発言は、野党によってスモンを中心とした難病対策を推し進める文脈においてなされたと言えるだろう。

（4）後期の政府発言

次に後期の政府発言の流れを検討する。政府発言の共起ネットワークでは、図7-3に示したように、議員発言には見られない、「確立」「診断」「基準」「疾患」といった繋がりが顕わとなった。その理由として、議員が難病対策を求めたことに対して、政府はこれよりも難病の研究や診断基準の確立、治療方法や原因の究明を重視したことが挙げられるだろう。

後期では、前述したように総理大臣が「いまの研究は研究、対策は対策、これは別に分けまして、具体的に厚生省で積極的に検討さすことにしたいと思います」（第六三回国会　衆議院予算委員会　第一八号一九七〇年三月三〇日）と発言することで、厚生省は難病対策の検討も迫られた。しかし、先の総理大臣の発言の直前に、大蔵省大臣が「厚生大臣においてもいま熱心にこの原因その他検討中だということでございます。おそらく検討が済みますれば、今度はその対策ということになろうと思いますが」と発言しており、厚生省は、原因究明などの研究を優先して進めていたことがわかる。それゆえ、後期に、難病対策の検討も急遽、始めることとなったものの、厚生省としては依然として研究を重視していたことが窺える。また、厚生大臣などから以下のような難病に関する研究の推進や診断基準の確立などに関する発言が述べられた。

滝沢正政府委員

お尋ねの難病につきましては、一般的にきわめて診断が困難な場合が非常に多いということと、診断基準等が確立いたしませんと類似疾患との鑑別ということが非常に困難でございます。（第六五回国会　参議院予算委員会第四分科会　第二号　一九七一年三月二四日）

内田常雄厚生大臣

老人対策におけるがように、難病対策についてもプロジェクトチームをつくって取りかかるという行き方も考えられるわけでございますが、これは先生もお医者さんであり、公衆衛生局長も医師でおられるわけで、御議論をお二人でなさいましておわかりだと思いますが、これらの病気のみな一つ一つ原因なり病態なりが違っておって、こういう病気の対応策をプロジェクトチームで処理するということが必ずしも適当でないと、むしろその一つ一つの病気について研究協議会なり、スモンと同じようにあるいは研究班なり、各方面の専門家、研究家の方にお寄りをいただいて、そして個々についての病因の究明なり、あるいは治療方法なり、診断方法の確立ということをやらないと、ややこれにつきましては老人対策とは違う面もあるということで、一つ一つにつきまして、一種の独立的な、個別的なチームを編成してやっておるということは御承知のとおりでございます。（第六五回国会　参議院予算委員会第四分科会　第二号　一九七一年三月二四日）

国会で、議員は難病対策の進捗などについて繰り返し質問し、政府は現況を回答として述べ、少しずつ難病対策の内容についても議論されるようになってきた。その結果、後期では、難病対策の検討開始とともに、政府の難病対策に関する発言が急増し、今までは消極的だった難病対策に関わらざるを得なくなった。これにより、政府の難病対策に関する発言が急増し、前期から後期において、表7-2に見られるような「難病」の発言割合の増加に繋がったと考えられる。

以上から、後期の政府発言は、研究に重きを置きながら、加えて生活面の支援など社会的な難病対策の文脈へと徐々に変化して行ったと言えるだろう。

（5）難病と国立・公的機関

前項までで難病を含む発言を議員と政府に分けて検討したが、このような病をどのような機関が引き受けるべきかについては、議員と政府ともに、国立や公的機関が望ましいという意見であり、次のように述べられた。一九七一年三月二四日、第六五回国会　参議院予算委員会第四分科会　第二号から、長くなるが複数人の発言を引用する。

内田常雄厚生大臣

ガンなどにつきましては一番先に取り上げられていることは御承知のとおりでありますので、その他の難病につきましても、できる限り私は国立病院、公立病院というようなものの使命はそういうところになければならないと思いますので、一般の私設のクリニックや病院と競争するばかりではなしに、そういうものを国公立の病院に取り組ましていくべきではないかということを省内でも私は申しておるところであります。

大橋和孝議員（日本社会党）

また、一番悲惨なのは私は難病だと思います。この難病は治療もあるいはまた原因も不明でありますからして、これはひとつ厚生省の中におきましても、各医療機関なりあるいはいろいろなところにまとまっておってはだめなんだから、少なくとも、こういう問題を取り扱うところの国立の機関あるいはまたそういうふうな総合的な取り扱う機関というものをこしらえて、この難病なんかにも取り組んでもらわなければならぬと思うのでありますが、こういう問題についてどうぞ厚生大臣。

滝沢正政府委員

厚生省では、難病という中に小児ぜんそくとか、いろいろなものを含んでいる特定疾患、スモンその他の奇病、これについて今後国立がまずたよりになる、診断の中心になる施設という意味で、一般国立病院、療養施設という意味で国立療養所等の活用について省内にできましたプロジェクトチームの実質的な検討内容として医務局の対処すべき問題じゃなかろうか、こういうふうに考えております。

滝沢正政府委員

やはり国立とそれから大学関係、それから公的病院こういうものを中心としたいわゆる教育関連病院と申しますか、機能のいい病院がこういうような難病の一つの診断なり指導のきめ手になるような機能というものを持つことが、ベッドを持つことも大事ですけれども、それがまず当面非常に大事なことじゃないか。

小笠原貞子議員（日本共産党）

そうするとやはり厚生省なら厚生省が国立なり公立なりそして各科をそろえた公的病院なりいろいろその他一応の病院を対象にして、そしてこの難病特定疾患の問題、――難病全体についても会合を持たれて、そしてこういうものだというような――お医者さん教育なんということになると、たいへんおこがましいことですけれども、そういうふうな具体的な問題を提起していただく、そしてまた看護婦さんにもこういう患者さんにはこういう看護でというような、こういう問題についての専門の教育というものは具体的に持っていきませんと、学会で報告された本は出ております、しかしそれは見ませんでしたというお医者さんがやはり多いと思うのですね。そういうところまで具体的に計画的に考えていただかなければならないと思うのですけれども、どうでしょうか。

白木博次参考人（東京大学教授）
医療機関でいい診療を提供するという裏には必ず教育と研究があるということを考えました場合には、その面だけはどうしても赤字にならざるを得ないわけです。しかし、赤字になるということそれ自体が、公的医療機関としては当然のことである。その辺のところがあまりはっきりしていないのではなかろうか。そのことがこういう難病、特殊疾患というものの究明、治療を妨げているというふうに私は思わざるを得ないわけでございます。

白木博次参考人（東京大学教授）
医療の場合は、医療によって早くそれが発見され、そして早く治療され、早く社会に復帰するということであり、あるいは復帰できなくて難病になったならば、それを社会の連帯責任において守っていってやる。そのことが黒字であります。ですから、それが会社、企業のように収支バランスするというものを公的医療機関に押しつけられている限りにおいては、この難病の問題、特殊疾患の問題は絶対に片づかない、そう思います。

大原亨議員（日本社会党）
問題は、このようなスモン病のような患者をやる場合に、独立採算の公的医療機関がやるのは非常に無理がある。ましてや私的な病院が、私どもはお医者さんに、開業医の皆さんに話をしてもそうですが、私的な医療機関にスモン病の治療をやりなさいと言ってもこれは非常に無理がある。なぜかというと、治療と研究と一緒にやらなければいかぬ。だから、そろばんづくで独立採算ということで公的医療機関にその責任をぶっかぶせて、ちょっとつまみの研究予算だけやってもこれはできないわけであります。だから公的医療機関は、救急病院だって、都会のまん中は夜中になったら無医地区だということを言ったけれども、そういう問題を含めて、治療の問題を含めて、あるいは難病奇病の問題を含めて、精神病とか結核患者の問題を含めて、精神系統の問題を含めて、公的医療機関はいまの独立採算制をはずして、少々の持ち出しを国がしてもわずかなものです、総医療費の三兆円から言うならば。そういう持ち出しをしてきちっとやることが――私は公的医療機項のあり方についての再検討をすることは、保険財政には大きなことになりますよ。

大原亨議員（日本社会党）

救急医療の問題あるいはスモン病その他の問題、難病奇病の問題、社会病の問題、たくさんあるわけです。ですから、そういう問題を処理するのはどこがやるのか。保険料だけは皆保険で税金並みに取っておいて、そういう問題はどうするのだということがある。そういう問題の中には、新しい近代的な病気の中には、治療だけではいけない、研究をやらなければいかぬ。一時的には私的医療機関でできるけれども、究極的に責任を持つのは公的医療機関でなければいかぬ、こういう問題をとにかくたくさんの問題点の中で議論したわけです。

加藤俊郎参考人（全日本労働総同盟生活福祉局長）

社会的な疾病と考えられるものにつきましては公費をもって治療を保障するという体制が必要であります。それは、先ほど幾つかの病名をあげましたけれども、そういったものに対する治療、さらに、今日難病といわれておりますところのベーチェット病その他がございます。

4　結論

(1) 難病とはどのような病なのか

本章で明らかになったことは以下の通りである。

前期の典型的な難病は結核であり、当時日本人の死因の一位ではなかったが、ありふれた病、あるいは有効な治療はないが治療費は高く、病院にとっては利益が少ないため避けたい病と見なされており、患者にとっては精神的にストレスになることが指摘されていた。また、一般病人のような法律的扱いはできず、周囲に感染させないような方法が必要になる病として捉えられていた。後期の難病は主にスモンであり、国が研究を進めるべき、変わった病、珍しい病という意味を含んでいた。

(2) 発言者

議員・政府・その他に分けて発言者を見たとき、最も発言数が多い者は前期・後期を通して議員であった。議員発言を所属する党別に見たとき、日本社会党が最も難病を含む発言をしているものの、後期には公明党、日本共産党も目立って発言するようになり、難病に対する党別の関わりは時期によって違いがあることが示された。

政府では、主に厚生省大臣および厚生省官僚が「難病」の発言を行っていた。前期から後期にかけて、

「難病」発言の割合は約二倍に増加しており、後期に難病に関わる機会が増えていることが示された。

（3）どのような文脈で発言されたのか

前期は、主に議員が国立療養所に入所する結核患者の療養に関する文脈で難病について発言していた。後期は、議員は主にスモンを対象とした難病対策推進の文脈において「難病」を発言していた。また、政府は、難病の研究を優先させながらも、議員に後押しされる形で難病対策も検討していくという文脈で、「難病」を発言していた。

（4）「難病」と国公立病床、とくに国立療養所との関わり

本章では、テキスト分析の手法を用いることで、今まで検討されてこなかった公的に定義される以前の時期に、「難病」という言葉が公的な議論の場において、誰によって、どのように用いられていたのかについて焦点を当てることが可能となった。これにより、難病対策要綱が発表される以前の国会において、難病として具体的にどのような病が取り上げられ、語られたのかについて示すことができた。

公的な議論の場では、一九四八年から主に結核を対象として、議員による「難病」の発言が見られたが、回数は少なかった。発言数が急増するのは、一九七〇年以降であることがわかった。一九七〇年以降も「難病」は議員により、主にスモン・ベーチェットの難病対策の議論において語られた。一方、政府は難病の診断基準の確立を目指そうとするものの、議員主導の議論により難病対策も考えるという文脈の変更を余儀なくされた。公的な場では、このような文脈において「難病」が使用され、一九七二年一〇月発表の難病対策

要綱へと繋がっていったことがわかった。

本章では、テキスト分析を通して「難病」の発言者や文脈を示すことを目的としたため、テキストには現れない当時の詳細な政策動向や国会以外の発言や動きなどを検討の対象とすることはできなかった。この点の分析は別途の課題となる。

現在の語感とは異なり、戦後から一九七〇年頃まで、難病に「希少性」という意味は付与されていなかったと考えられる。実際、表7-1に見たように、一九七〇年代前（前期）は、患者数の多い結核が難病という言葉とともに多く現れている。またガンも数少ない病とは言えない。

難病は、先に引用したように、医療費が高く（田中松月議員発言）、しかし有効な治療法がない、死に至ることがある病という意味で用いられた（草葉隆圓厚生大臣・相馬助治議員発言）。例えばガンはその典型だろう。さらに、同じく引用したように、中山マサ厚生大臣によって、公衆衛生の観点からの発言もなされた。これらの発言を概観すると、社会的に対応が難しく、本人が自分の状態を改善するために医療を利用するという範型を適用できない病といった意味が付与されているとも考えられる。難病という病は、本人に稼得能力がなく医療費の負担を求めることもできず、対応を求めているのは本人のみならず「社会」でもあり、政治・政府が費用などを負担するべきもの、あるいは仕方なく負担せざるを得ないものと見なされた。その流れのなかで、戦後に国立療養所が設置され、結核に対応した。前章で示したように、難病は国立や公的な機関が対応するべきものだと考えられるようになり、難病病床は国立療養所に設置されたのである。これにより、今まで関与しなかった病に国が関わるようになり、難病が国の病床政策に組み込まれるようになった。

以下は、一九七〇年六月六日、第六三回国会　参議院予算委員会　一六号における内田常雄厚生大臣の答弁である。

内田常雄厚生大臣

スモン病というものはむずかしい病気ではありますけれども、必ずしも結核でありますとか、あるいは精神病患者、さらにはまた、らい病のように、何といいますか、反社会的な要素をおびておるものということにも断定をいたしておりませんので、したがって、公費でこれだけの病気を対象にして診療するという制度は、なかなか確立いたしにくいところでございます。ガンのようなものでも、患者にとりましては非常に大きな負担でございますけれども、研究には力を入れておりますが、公費負担の制度をとっておりませんことは御承知のとおりであります。そうではありますが、—略—悲惨な家庭の状況もございますので、研究費の中におきまして薬剤費のごときものは、実際はまかなっておる。したがって、本人あるいは家族の負担というものも、さような限度におきましてはできるだけ研究費の中でかぶる場合もある。(第六三回国会　参議院予算委員会　一六号　一九七〇年六月六日)

次に一九七二年三月一七日、第六八回国会　衆議院本会議　一三号における斉藤昇厚生大臣の答弁を引用する。

斉藤昇厚生大臣

公費負担は、御承知のように社会防衛的に必要な疾病、あるいは社会的な事柄が原因になって起こってくる疾病、そういったようないろいろな観点から、どういうものを公費負担にすべきかということをきめてまいらなければならないと考えます。公費負担制度は逐次拡張をいたしてまいっておりますことは御承知のとおりでありまして、ことに公害に基づく疾病等につきましては、これは一種の公費負担という制度も確立をいたしてまいりました。今後も社会的原因に基づくような疾病に対しましては、公費負担の原則を拡充をいたしてまいりたい、かように考えます。（第六八回国会　衆議院本会議　一三号　一九七二年三月一七日）

一九六〇年代前期の難病は、周囲に感染させない対応が必要な病として婉曲的な表現によって発言されていた。しかし、後期の一九七〇年代に入ると、先の斉藤厚生大臣に見られるように「社会防衛」の文脈で言及されるようになった。そして、「社会的な事柄が原因」のものについては公費負担の対象と考えられた。加えて、稼得能力がないことを鑑みて、本人に負担が課せられると悲惨を招くものについては、社会的負担の必要性が説かれた。一九七〇年の時点ではスモンは、結核や精神病、らい病のように反社会的であるとは断定できないため公費負担の対象にはなりにくい、と言われたのが、先に引用した発言である。

重症心身障害児や筋ジストロフィー児の病床の設置は、見るに見かねてという側面もあったが、国立療養所の空床対策として、経営者や労働者たちに支持された。筋ジストロフィーは、当時も現在も原因・治療法ともに不明である。そして、国立療養所の所長等には、国立大学医学部から移動してきた者もおり、彼らは自らを医学者と自己認識していた。原因・治療法の解明・開発は医学者を擁する国立療養所でなされるべきであるとされ、国立療養所への収容が正当化される理由にもなった。そして医学者たちは、厚生省に研究班の結成を認可させ、その予算を使って研究を行った。これが後の難病対策の範型を作ることにもなった。すなわち、原因・治療法は未解明だが、疾病としては特定され、その各々について、国の研究費を使う研究者の集団が組織され、そこに予算が使われるという仕組みができたのである（立岩 2018）。

筋ジストロフィーは、当然に難病の一つとされ、国会でもそのような発言が多数ある。しかし、筋ジストロフィーは難病対策要綱が策定される以前に、親の会の活動などを通して、厚生省に研究班が作られ、別枠で治療研究事業が実施されていたため、難病対策要綱の定める難病には入らなかった。一九七〇年代に難病対策要綱を通して、順次指定された難病とは、原因や治療法が見出されていないこと、社会的な対応・支援策を要すること、この二つによって規定されるものだった。そして、前者の規定によって、原因や治療法を解明しようとする研究者たちが組織されることで、それは対策の対象となった。そして後者、社会的支援も、多くの場合は原因究明や治療法の開発に寄与するからという理由で正当化されることになった。その結果、対象になる疾患・障害の範囲、および生活的な支援の有無や程度の決定は医療主導となった。そして、その拠点とされたのが、国公立病院、とくに国立療養所だった。

前章までに見てきたように、国立療養所は入所施設として、難病対策が実施される以前より、重症心身障害児者や筋ジストロフィー児者を受け入れていた。そして、難病対策として国立療養所に難病病床の設置が定められて以降は、その体制が長く続くことになったのである。実際には治癒はできないため、病院・医療施設が患者たちの生活の場になった。その一方で、入院を必ずしも必要とはしない難病の人たちもいたと考えられる。しかし、難病によってカテゴライズされることで、このような患者についても国立療養所が受け入れを目指す対象となり、非結核慢性患者等として、空床であった結核病床を埋める形で入所していった。また、国公立病院、とりわけ国立療養所は、一般病院では対応が困難であった重症心身障害児者、筋ジストロフィー児者、難病患者などを受け入れるだけでなく、研究や診察、対応の拠点になるべきだとも主張された。研究・医療のために入所施設が指定され、生活についても、いくらかの補助を行うという枠組みが、「難病対策」の全体を規定することになった。それにより必ずしも「病床」にいる必要のない人たちも病院・病床と繋げられたと考えられる。

つまり、結核療養所であった頃から、国公立病院、とくに国立療養所は、狭義の治療の場というよりは、社会的に費用が負担される生活の場として機能してきた。しかし同時に、その場は、医療者・医学者たちが管理し、研究がなされる場であった。この枠組みを、施設を管理する側が施設の存続と自らの職のため懸命に維持し、そしてときには、対立関係にあった患者や労働者側もこれに同調したのである。そして、療養所の存続や新たな病床の設置を政治に訴えた家族がおり、親たちの組織の運動があり、親たちの願い・訴えを紹介し支持した文筆家やメディアがあった。これに応えた政治家や政党があったことは第6章で述べた。これらの活動によって、国立療養所は、医療に規定され制約された場となるだけでなく、入所者が長期療養を過ごす生活の場となり、この体制は長く維持されることになった。前章までに記述してきたことと、本章で検討したことによってこの点が確認できたのである。

終章

本書では、様々な文献や発言から国立結核療養所の病床転換について検討した。これにより、単一文献の検証では分析が偏りやすい点をなるべく排除し、政府の視点、官僚の視点、療養所の入所者の視点、重症心身障害児の親の会の視点などと、国立療養所の統計データを関連させながら、病床転換の経過を論じることが可能となった。国立結核療養所は、一九六〇年頃までは患者数の多い結核を対象としていた。国会で空床が指摘されたり、重症心身障害児の親の会などから公費負担が求められたりしたといった社会的要請により、徐々に患者数が少ない病である難病へと病床転換が進められた。先行研究で国立結核療養所の病床転換について言及したものはあるが、本書では、以下の点を新たに示して、病床転換の経過を検討することができた。

1 「第2章　公私病床について――一九四五年～一九七九年」で新たに示したこと

本章では、厚生省が発刊した『医制八十年史』や各年の『医療施設調査』から病床の個別数値を抜き出し、集計することで、先行研究として挙げた菅谷や猪飼が示していない公私別かつ病床別の推移を示した。これにより、公私別や病床別の検討が本書では可能となった。その結果、例えば、一九五四年以降は継続的に総病床数に占める国公立病床の割合が過半数を下回るようになり、病床提供の主体者は私立、特に医療法人へと変わったことを示した。また、国公立病床は数を減らしながらも、結核病床と伝染病床は私立病床より継続的に高い割合を維持し続けたことも示した。

2 「第3章　国立療養所の創設――一九四〇年代」から「第6章　難病病床の設置――一九七〇年代」で新たに示したこと

各種文献に散逸している国立療養所に関する記述を収集し、国会の議員や政府の発言を取り入れて時系列に見直すことで、国立結核療養所の創設から難病病床の設置までの経緯と関係するデータの推移を示した。渡部や立岩が言及した結核病床の転換について、実際の推移を図表を用いて示すことができた。これにより、一九六〇年代に入り結核療養所に重症心身障害児者や筋ジストロフィー児者の病床を設置したことで、非結核患者数を急激に伸ばし、一九七七年には過半数が非結核患者となったことを新たに示した。

一九五〇年代に入り、結核病床の空床化の原因の一つとして、国会で生活保護の適正化による締め付けが原因であると発言された。貧困層の患者が入院したくても生活保護を受給できないため入院費が支払えず入院できない、そのため入院が必要な患者が入院できず空床に繋がっているという主旨であった。適正化が実施された一九五四年以降の結核療養所の病床利用率を見たとき、一九五四年は九六％であったが、一九五九年には八六％に減少しており、空床化が進んでいることは示せた。けれども、これが適正化によるものなのかどうかは明らかにできなかった。

一九六〇年代に結核予防法による公費負担が拡大し、一九六三年に生活保護の結核患者は結核予防法による公費負担に切り替えられた。これにより、一九六二年は歳入額の二〇・五％が生活保護であったが、切り替えが実施された一九六三年は八・九％にまで激減した。一方で結核予防法による歳入額は三九・四％から五二・九％に急増した。先行研究では、生活保護から結核予防法に切り替えられたことが言及されるのみであったが、本書は結核療養所の歳入額の内訳割合に、どのような変化をもたらしたのかについて数値で新たに示すことができた。また、これにより生活保護受給者が減少したため、日本患者同盟により生活保護の適正化が反対されたり、国会で結核療養所の空床化の要因として生活保護が取り上げられたりした。けれども、一九六〇年代後半から、結核療養所と生活保護との関連は低くなるため、前述の生活保護に関わる影響は小さくなることがわかった。

3 「第7章 難病と病床」で新たに示したこと

難病に関する先行研究では、難病対策要綱で難病が定義づけられる以前に、難病がどのように捉えられていたのかについては示されていなかった。しかし、本書では、国会議事録をもとに、難病についてどのような発言がされていたのかを分析することで、これを示すことができた。これによると、一九四八年から一九六九年までは難病が国会で議論されることは少なく、言及される場合、難病といえば結核であった。結核が死因の一位であった時期には、結核対策などの議論のなかで「結核」は発言されたが、「難病」とは結び付けられなかった。しかし、その後、結核の死因順位が後退し、徐々に死亡数が減少していく時期に、「結核」は「難病」と結び付けられて発言されるようになった。一九七〇年から難病対策要綱が出される一九七二年までの難病は、国が研究すべき病であり、それはスモンであった。さらに、変わった病、珍しい病という意味を含んでいた。このように「難病」を捉えていた文脈のなかで、難病対策要綱が定められ、難病病床が国立療養所に設置されたことを新たに示すことができた。

4 総括

以上、歴史を辿ると、国の病床政策は、単一の決定的な要因があってなされたわけではなく、複数の要因によって推し進められてきたということがわかる。複雑ながらも、この間の出来事に関わった複数の要因を想定することはできる。

基本的に国公立が医療を担っていくという路線は、GHQの革新的な影響が強かった時期に主張されたが、それはすぐに変化し、医療法人が設立経営する病院・病床が増えていった。ここに、財政な事情、思惑があったことは第2章で述べた。ただ本書は、その具体的な点、例えば特別会計化が何を帰結したのかといった点は検証しなかった。これは別の研究に委ねられることになる。

第7章では、今まで検討されてこなかった、難病が公的に定義される以前の公的な議論の場では、誰によって、どのように「難病」という言葉が用いられていたのかを検討した。これによって、難病と病床政策の関わりが直接に導かれるわけではない。しかし、第2章から第7章を通して検討することで、いくらかの示唆を得ることはできると考えた。

現在の語感とは異なり、戦後長く、難病に「希少性」という意味は付与されていなかった。社会的な対応が必要であり、本人が自分の状態を改善するために医療を利用するという範型を適用できない病といった意味に近いと考えられる。難病の医療費は非常に高額になり生活が破綻するため、本人に負担を求めることもできなかった。対応を求めているのは本人のみならず「社会」でもあるという理由により、それは政治・政府が費用を負担するべきもの、あるいは仕方なく負担せざるを得ないものとされた。戦後、国立療養所が設置され、対応した病が結核であったことは、この点を示しているだろうと考えられる。

その後、結核への対応の必要度は逓減していく。代わりに受け入れたのが筋ジストロフィー児だった。当初は見るに見かねてということもあっただろうが、空床を埋める策としても、経営者また労働者たちに支持された。また、当時も現在も、原因と治療法は不明であり、その解明は医学者を擁する国立療養所でなされるべきであるとされ、国立療養所への収容が正当化される理由にもされた。国立療養所に収容して、原因の究明と治療法の開発がなされるため、自己負担（家族負担）の多くは免除されるべきだと考えられた。つまり、費用の自己負担（家族負担）は家族崩壊を招く恐れもあり、そのため社会的な対処が必要と考えられたのである。以上、治療法がなく、対応が困難であり、「社会」が対応すべき、対応せざるを得ない疾病・障害については、国公立、その一部としての国立療養所が対応すべきであるとされ、対応してきた歴史がある。

この点は、一九七〇年代に原因がわからない病としての「難病」が浮上し、研究の対象とされ、研究班が組織された疾病が指定の対象となるといった事態にも関わっている。筋ジストロフィー対策はその原型を作り、既に筋ジストロフィーは政策化されていたため、難病対策要綱では指定された難病の範疇から外された。疾病・障害によっては必ずしも病院・施設での生活が求められたわけではなく、「病床」と関連付けられないこともあった。ただ、研究・医療のために入所施設を指定され、生活についてもいくらかの補助を行うという枠組みは「難病対策」の全体を規定することになった。必ずしも「病床」にいる必要のない患者が病院・病床と繋げられ、その結果、必要となる生活の支援が研究や医療と切り離して得ることはできない関係性になったと考えられる。

これには、国公立、とくに国立療養所の経営者、経営者でもあった医師・医学者、さらに他の労働者の利害もあったかもしれない。このことは、第2章で見たように、僻地医療への対応が進まなかったことにも関係するだろう。都市部にある病院・施設で働いているのに、あえて別のところに行こうという医療従事者および組織は少なかったと考えられる。各地域の拠点となる病院を設置するという政策のもと、公立の施設は建設されていったが、既にある国立病院、国立療養所は、既存施設の存続が優先されたのだろう。同じ場所で、研究や治療に繋がるという理由も立てて、今までの受け入れとは別の疾患の患者を迎えて存続を図ったということである。

そしてさらに複雑なのは、以上が絡みあった現実があったということだろう。例えば、自らの病院・職場を維持したい人たちが、不当な「合理化」を批判するといった場合がある。それは、たんに自分たちの保身を正当化したい人たちの理屈というわけではなく、実際それに相応する現実があったのだろう。例えば、入院・入所し暮らしていた患者がその施設を離れなければならなくなることは辛いことであり、住む場のない人、自らの家庭で介護が受けられない人にとって、施設の存続は切実に求められていた。そして、それは同時に、自らの家族を護ろうとする営みでもある。これらの、さらにまだあるだろう諸要因、諸事情をどのように選定して検証するかは、難しい課題だが、考えるにたる主題である。またこの点の検証は、人々がどのような医療、いかなる生活の場を得て暮らしていくべきかを考える際、必要なことである。

その際、種類別の病院数・病床数、受け入れた患者の種類別の病床数等々、基本的な数、数値の変化を把握することは、地道ではあるが大切な作業である。本書は、今後も検証を続けるための、地道だが必要な作業を行ったと考える。

5　本書の限界

本書で、不十分であった部分について述べる。第一に、検討項目がある。第3章から第6章のなかで、病床転換に関係する項目として、病床・入所者・入所費を設け、年代別に検討した。しかし、病床転換に関する他項目として、例えば職員の配置基準や国立療養所の予算内訳の変遷、結核予防法による予算額の推移なども考えられるが、本書では、これらの視点からは殆ど検討できなかった。第二に、本書では議員発言を引用しているが、その発言の背景に、どのような党政策があったのか等の政治背景についての検討は不十分となった。第三に、本書の病床データは、厚生省発刊の『医制八十年史』と『医療施設調査』を用いたが、その他の関連する患者数や病院数調査との関連や差異については検討できなかった。第四に、国立療養所の空床の原因として、僻地にあることが挙げられており、都市の病床は病床利用率が高く、僻地の病床は利用率が低いという偏りが考えられるが、本書では検証できなかった。これらの点については、今後の検討課題としたい。

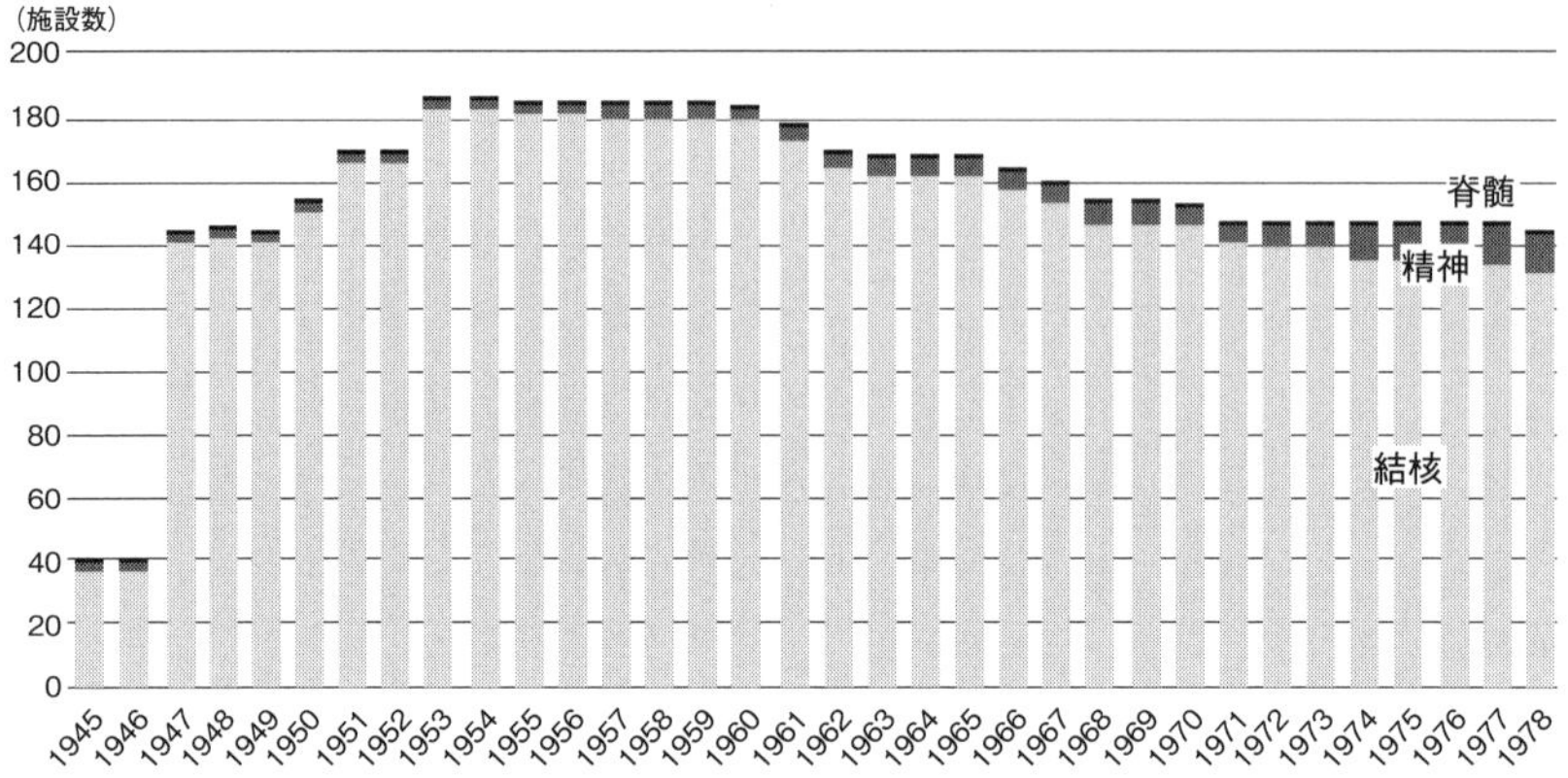

図 8-1　各療養所の施設数の推移

＊資料：国立療養所年報（厚生省）から筆者作成

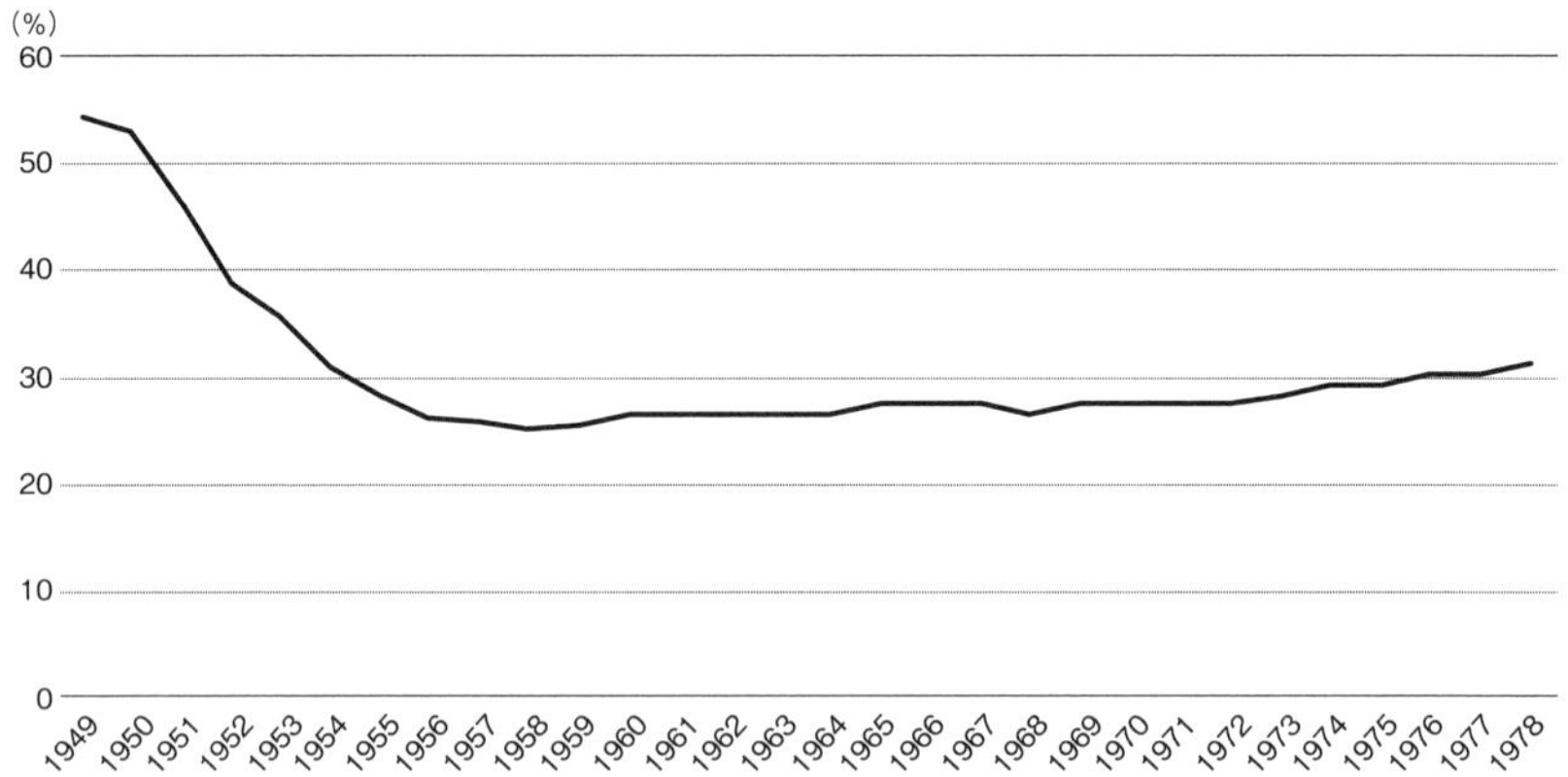

図 8-2　全国の結核病床に占める国立療養所の結核病床の割合

＊資料：国立療養所年報（厚生省）から筆者作成

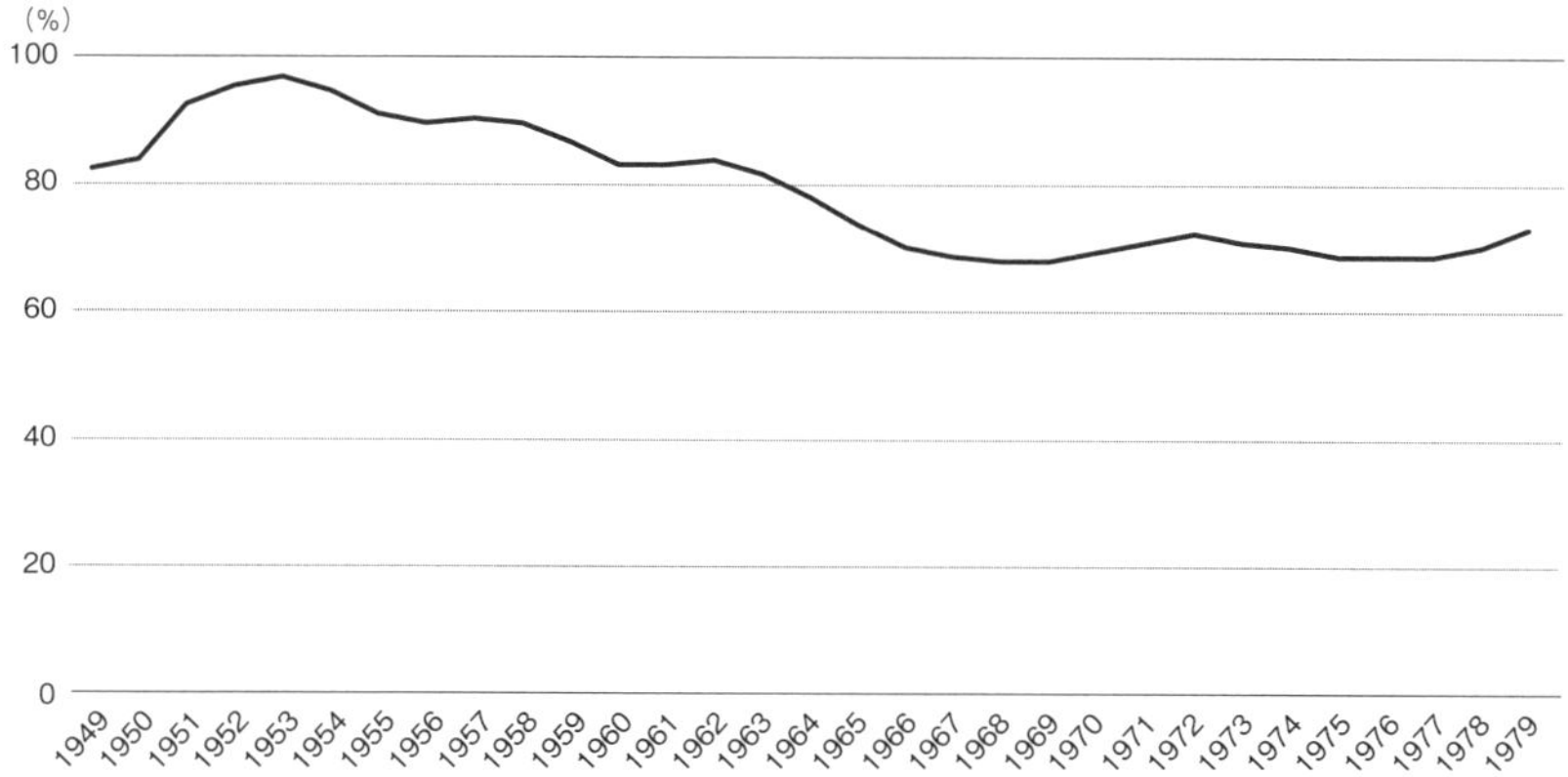

図 8-3　国立結核療養所の病床利用率

＊資料：国立療養所年報（厚生省）から筆者作成

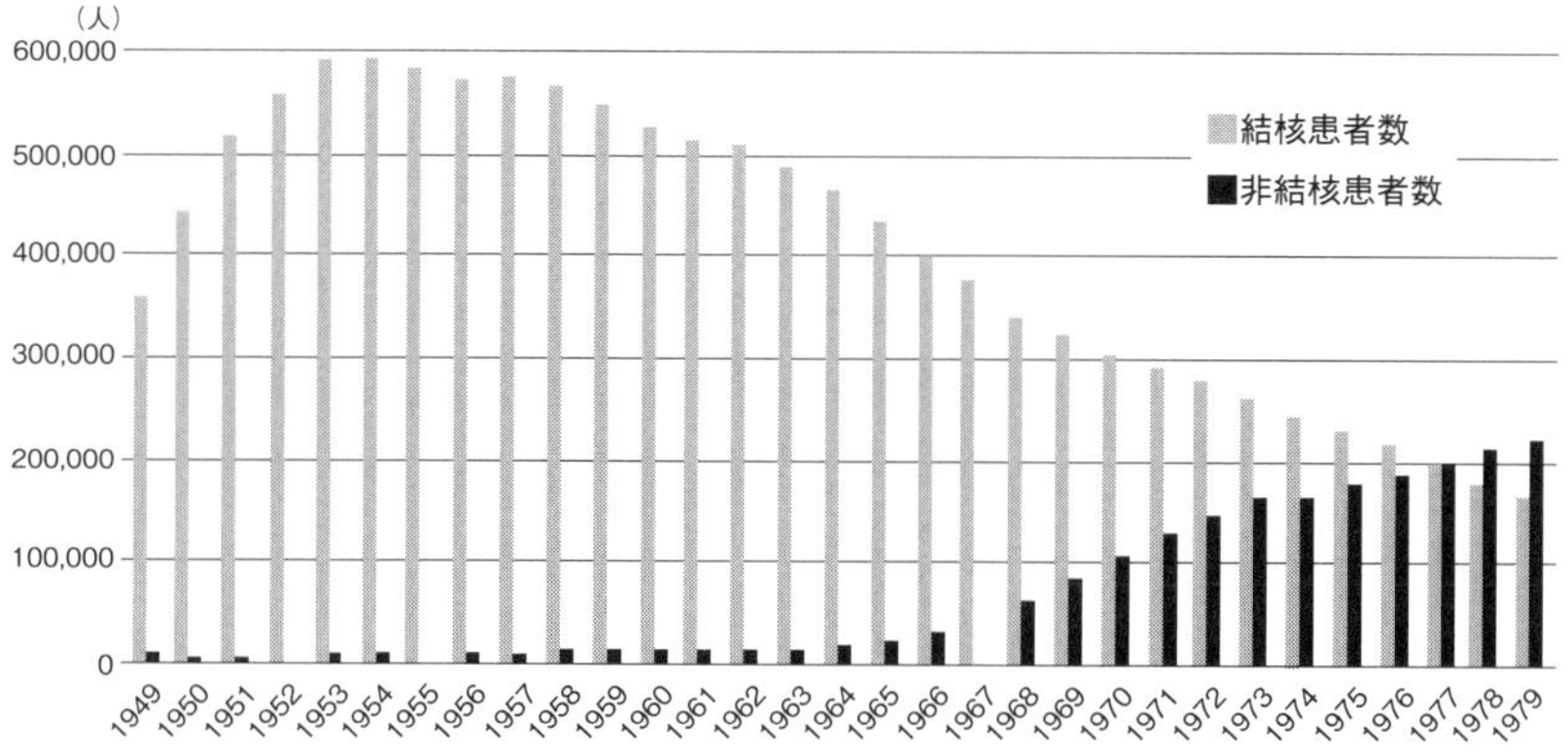

図 8-4　国立結核療養所の在所結核患者・非結核患者の割合

＊資料：国立療養所年報（厚生省）から筆者作成

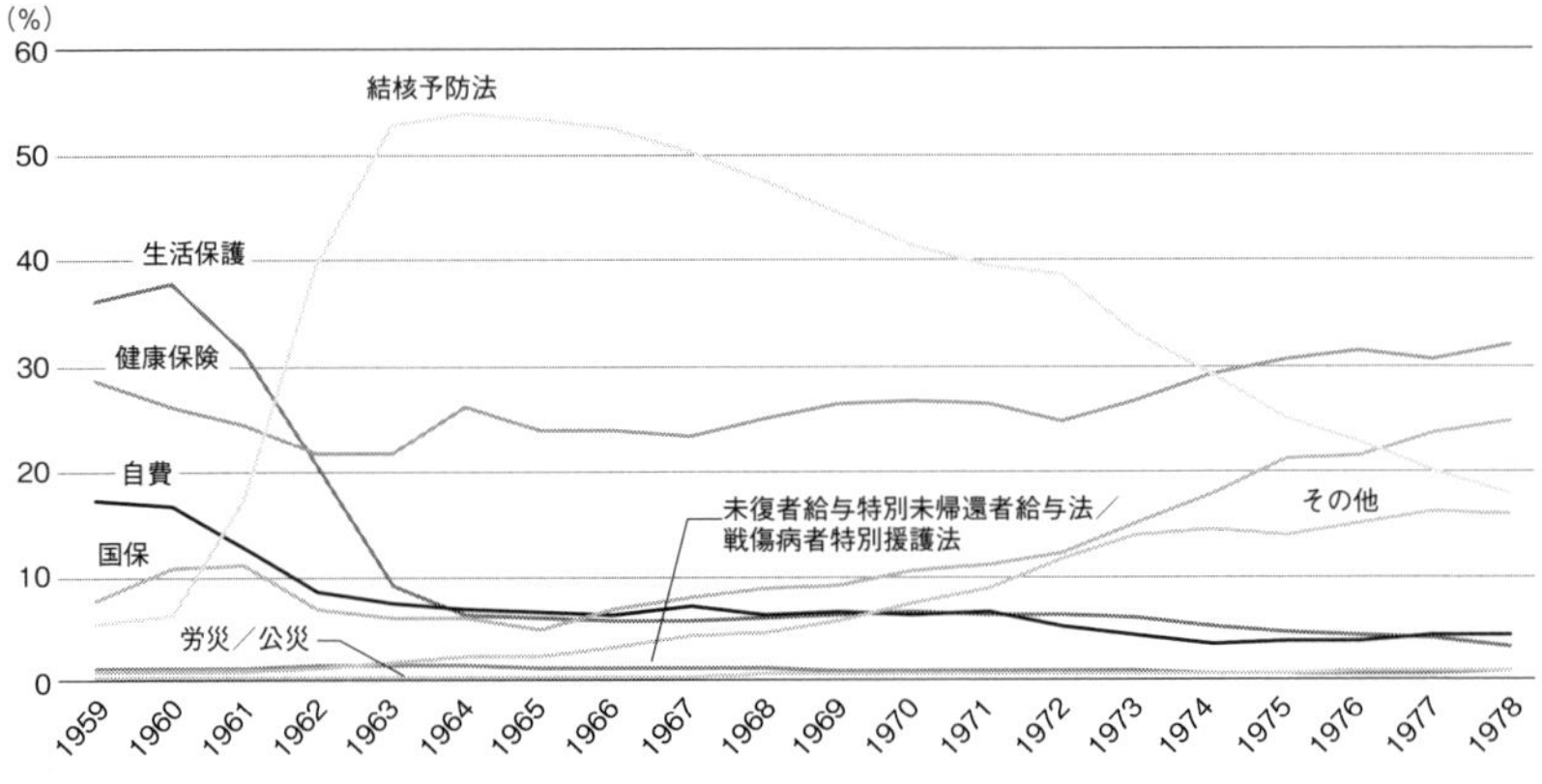

図 8-5　国立結核療養所における診療収入の費目別割合
＊資料：国立療養所年報（厚生省）から筆者作成

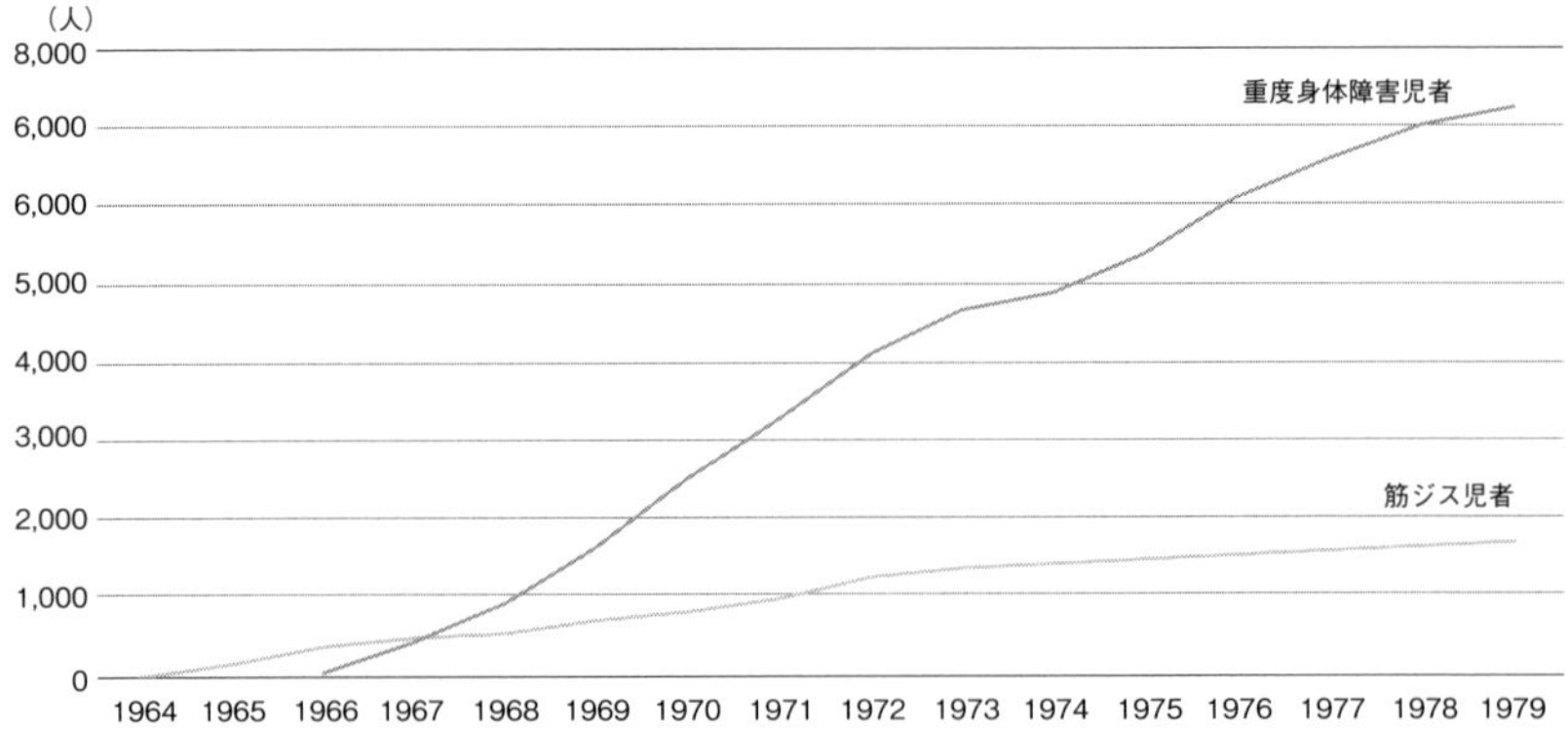

図 8-6　国立療養所における 1 日平均の在所患者数
（重症心身障害児者・筋ジストロフィー児者）
＊資料：国立療養所年報（厚生省）から筆者作成

堆積や交錯や忘却を描く——そのための仕事がなされた

立岩真也

■■1 本書を読むに際して

■1 「論文審査の結果の要旨」

二〇二二年七月に教授会に示し、全学の会議に回ったA4・二枚という「論文等審査報告書（博士）」の中の「論文審査の結果の要旨」の部分をそのまま全文引用する。これまでかなりの数の「解題」を書かせてもらっているが★01、このごろはいつもその手を使っている。

結核療養者たちのための施設としての結核国立療養所が、その人たちが減っていった後でも、なくなったのではなく、性格を変化させて今日まで存続していることは、いくらかは知られている。ただ、幼い時から三〇年四〇年とそこに暮らしている人たちも含め、そこに入所し暮らしている例えば筋ジストロフィーの人たちも、その人たちに関わっている人たちも、どんな事情でそんなことになったのかを知らない。

本論文は、まとまった統計などが存在しないなかで、データを集められるだけ集め、その推移を追った。またその時々の施策やそれへの反応等をまとめ、記述した。医療の全部を国公立病院が担うべきだという主張は戦後比較的早くに後退するが、では、国公立、とくに国立療養所は、とくに結核による入所者が減少するなかで、何を担わされようとし、また担ったか。

例えば僻地医療を担うことが求められたが、それは回避され、多く市街地から離れた場にあった国立療養所は、親元から離れて子どもが入所生活をする場となった。また、医療者・医学者が運営者とされるその施設では、原因究明や治療法の開発に関わる研究が、収容の意義ともされ、施設の存在意義ともされた。医療・研究を前面に出し、その目標・名目のもとに、生活のいくらかについても補助・支援を行うという一九七〇年代以降の「難病政策」の枠組みは、一九六〇年代における、結核から重心（重症心身障害）・筋ジストロフィーへという移行のもとで、先駆的に実現された。とすると、国立療養所における病床転換は、その施設のなかについてだけでなく、この国の医療・福祉の仕組み全般に関わったとも言える。そして、その体制が一九六〇年代にでき、そのまま六〇年弱、続いてきたということになる。その歴史の前半を、本論文は正確に詳細に記述することができた。

いま、国立療養所の境遇を改善し、退院を促進する動きも起こっているが、過去を知り、その成立と存続の要因を知ることは、今後を展望するためにも意義あることである。その価値を審査委員はみな認めた。

そのうえで、本論文の第一の価値である正確な記述のためにも、それを後世に残し、読者に理解させるためにも、審査員から、敗戦直後の数年について当時の厚生省によるデータには欠損があるのだから、そのことは明記し、読者に注意を促すべきことが指摘された。筆者はその指示を受け、適切な改稿を行った。

以上により、審査委員会は一致して、本論文は本研究科の博士学位論文審査基準を満たしており、博士学位を授与するに相応しいものと判断した。

短くまとめればこういうことだ。そのうえで、今回の私の文章はしょうしょう長くなる。第2節に、かなり前に書いた文章にいくらかを加えて掲載させてもらう。天田城介・樫田美雄編『社会学——医療・看護・介護・リハビリテーションを学ぶ人たちへ』（仮題、天田・樫田編［2023］）のために文章を依頼され、題を「難病」（立岩［2023**］）と依頼された通りのものにした原稿を二〇二〇年八月に送付した。なかなかその本が出ないので、ただ待っていても、と思い、本の原稿には分量の制約があるので、それよりも長い文章にして、ここに収録することにした。もちろん、この（酒井の）本に関わる内容のものだからだが、酒井の後にも、関係する論文を書き、博士（学位申請）論文を提出する人がいる★02。それらの人たちのためにも、ある程度の「見取り図」的なものを本書に収録してもらうのはよいだろうと考えた。そして本節（第1節）では、本書（酒井のこの本）が対象にしたものをどう見るかについて、簡単に記す。

■2　力の配置

これもいつものことになってしまっているが、ひとの本の解説・解題という文章で、私の本を知らせ・宣伝する。ついでに私の本も知られ売れてほしいという素直な思いもあるが、「やー（自分の本を）読んでもらえてないな」というすこし悲しい思いもあってのことだ。酒井さんに限らず、たいがいそうだ。ちなみに、そういうことを露骨に言うと、すまないという気持ちにもなるのか、なにか引用してくれたりすることもあるのだが、すると、「そういうことでは（そういうことを言っているのでは）ないんだよな」ということにもなる、とかいうこともあるので、あまり強くは言わない（言えない）。また「ここはこういうことではないか」というところについて、メモのような文章のもののようなものを書いて、メールで送ると、それがほぼそのまま貼り付けられて、そこだけ他の部分と違った書き口になっていたりする、と同僚（美馬達哉）に冷やかされたりする。なかなか難しいものだ。それでも、論文や本を作ってもらうに際し、私としてできることはする。ただ加えて一つ、筆者の論文・著作とは別に、「私はこういうことなんではないかと思う」というところを、こうやって別の文章にしてみるのもありかと思うことにした。

さらに加えて、今回は、いつもにも増して、私がやってきたつもりの仕事、具体的には『病者障害者の戦後』（立岩［201811］）は、本書が対象としている国立療養所をどう捉えるかについて（も）書いたものだ。そしてその（私の）本は、ものごとをまず、こういうふうに見てみようということを述べた本でもあった。

身体とか医療とか施設とか書く時、「生政治」「生権力」といった言葉が使われるのだが、しかしそれは間違ってはいないとしても、多くの場合、みながあらかじめ知っていること以外、そんなにたいしたことは言われない。それよりも、結局は残るだろうやっかいなところをきちんと考えるためにも、まず、普通に調べてわかって書けることを書いていけばよいと私は書いている。それで「退屈な」「凡庸な」といった言葉を幾度か使っているし、それは、実際、調べていくなかで思ったことでもある★03。利害関係者（たち）がいる。病や障害について言えば、まずその本人（近頃は「当事者」と呼ぶ人が多い）がいるのだが、実際にはあまり力を持たないことが多い。その人の周りに家族がいる。医療や看護や福祉の業界の人たちがいる。それに関わるお金を集め渡す役の政府・行政がある。それに影響力があることになっている政治家がおり政党がある。さらに加えれば、報道機関、言論に関わる人たちがいる。まずそれらの各々の利害や、その対立や、綱引きや押し付け合いを見ていこうというのだ。

そして、皆が知っていることだが、その一つひとつの内部も一様ではない。業界の人たちしても、例えば医療と福祉の人たちは、時に利害は一致せず、対立したり、お客を巡って綱引きしたり、押し付け合ったりすることもある。同じ医療の人たちであっても、開業医たち、主にその人たちの組織である医師会と、それとはまた別のところで働く人たちの利害は異なることがある。また同じ施設でも経営する側と働く側とは対立することがある、とともに、ときには、例えばその施設＝職場の存亡の危機といった時には、一致して動くこともある。その力の配置を、力のかかり具合を、その帰結を調べよう。ただそれだけだ。

こうした仕事は、きちんとしようとすれば時間と手間はかかるが、本来は、そう難しいことではない。誰がやってもよい。だが、看護学といった領域の人たちは――ナイチンゲールにはそういうセンスがあったと思うのだが――まずそういう仕事をしない。社会福祉学の人たちも意外としない。社会の組み立てを調べるのが社会学者の仕事なら、社会学者がやったらよいのだが、理由はさらに不明なのだが、そして明らかによろしくないことだが、そうした仕事は少ない。それで私は、古本で入手した、そして本書の筆者も用いた『国立療養所史』全4巻を専ら使って、本を書いた。たいへん安直なやり方ではあったが、それでもかなりのことがわかったように思う。

■3　供給の仕組み、にまつわること

そして加えて、ここでは医療・福祉が供給されることになっているのだから、それがどういう仕組みになっていて、そして、その何をよしとするのかということがある。一番簡単なのは、一方は、すべて自己負担で、供給は民間が担うというかたちであり、他方は、すべてが公費によって運営され、医療機関はすべて国公立、働く人はみな公務員というかたちである。ただ現実には、もっと複雑にまじりあっていることが多い。前者（負担の場面）では、一部自己負担ということがあり、どの制度・施設を使うかでそれが変わったりもする。本書に記述されていることでは「特別会計化」（p.33, 131）もこのことに関わる。後者（供給の場面）では、国公立と私的機関との併存ということがある。半官半民とか、公設民営とか、その間も連続的である。これは事実がどうなっているかということでもあり、またどうあったらよいのかという問題でもある。私は、考えて、費用は社会的に負担し、供給（機関）は民間を認めてよいとした★04。そして現実に、私的に経営される医院があり、国公立の施設がある。そこで実際には何が起こってきたか。

例えば、「医療の社会化」という言葉が、いっときスローガンとしてあったのだが、それは実質的には、その費用を社会的に賄うべきであるという主張――それに私は同意する――だけでなく、医療機関を国公立のものとし、医療者を公務員とするのがよいという主張であったはずである。今どきそれを現実的なこととして考える人は少ないし、私も結局その立場には立たないが、しかしその主張にもっともなところはある。こうした主張・運動についても誰か研究してほしいものだと思う。そして、敗戦直後のこの国にやってきたＧＨＱのなかには、そういう方角を向いた人たちがいた。そうした「進歩的な」考え・考えの人たちは、すぐに、朝鮮戦争などで防共・反共の方角に方針が変更されるなかで、後退させられるのだが、いっときは力

をもっていたようだ。

本書は「日本医療団」にふれている（p.30, 52）。私の本にも記述がある（立岩［201812: 72ff.］）。すくなくとも合わせて読んでほしいと思う。またこれも誰かもっときちんと研究してくれたらよいと思う。戦争遂行の絡みもあり、国策として、国家の意向を反映しつつ政府機関ではない種々の「中間団体」が作られていったという歴史があったわけだが、その一環ということであったかもしれない。

そしてこうした性格の団体が、戦争直後、軍国主義の温床になったということで、解体が迫られ、解体された。日本医療団の解体もその一部であったということかもしれない。ではどうするか、いくつか案があったのだが結局国立療養所に組み込まれた（立岩［201812: 77-79］）。ただそれ以前、本書に記されているように（p.53）、日本医療団の発足に際しても医師会からの反対があったという。その医師会的な勢力は自らの仕事を確保しようとするし、同時に、ある部分は避けようとするかもしれない。他方の国公立や半官的な施設の側は、あるいはそれを担当する官庁・官僚は、その組織の正当性・必要性を言おうとする場合があるだろう。その時、「社会防衛」は国家の仕事である、だから、国公立でという理解・主張の仕方がある。また、国家が引き受ける責任があるから、という主張もある。社会防衛は国家は責任、となれば、両者は重なることもある。

本書第7章「難病と病床」で紹介される「難病」に関わる国会での質疑・答弁もそのように読むことができる。明らかなことは、「共起ネットワーク」（p.155）からは、すくなくとも今回の本書での使い方のもとでは、たいしたことはわからないということだ。「難病」という語とは直接に対応しないとしても、国家が何に対応すべきだとされたのか、いくらかを伺い知ることはできる。すると、国立療養所が、まず結核、ハンセン病、精神障害の施設にされたこと、加えてそれ以前から戦争由来の脊髄損傷などの障害への対応が仕事とされた（cf. 坂井［2019］）ことも理解はできる。そしてそれらのなかでも変動はあり、ハンセン病療養所は長く、やがて消滅していくことも見込んで、そのままにされ、他方、精神病院は、すでに存在する国立療養所や国公立の使い回し程度では足りないということになったのか、経営的にやっていける条件を付与する／させることによって、民間病院が参入し、膨張し、そのお客を手放そうとしないで、認知症など新たなお客を確保することに務めて今日に至る、ということであるのかもしれない★05。

「普通の医療」は民間の医院であるとかが務め、その利益を確保しつつ、「高度医療」については都市部に置かれる専門の医療機関や大学の付属病院が担う、となると、地の利もよくはなく、施設も古くてそう立派ではない、しかし医療施設ということで医師がその施設長を務める国立療養所はどんな役割を果たすかということになる。通院ではなく、そこで長期に暮らす人たち、その暮らしに文句を言わない（言えない）人たちの施設になる。そして、そのことはそこで暮らす人たちにとってはよかったか、よくはなかった。よくはないなら、よくしたほうがよいし、それでもいたくない人はいなくてもすむようにすればよい。そのことをさきほどから紹介している本に書いたし、以下では第2節3「それは困難をもたらした、そこで」以降にそのことを書いている。

本書が描いたことは、おおまかにはそのように捉えられるだろうと私は考える経緯・変化の一部だ。結核療養の人たちは減っていった、公私の区分けでいえば公の部分がだんだんと減っていった、といったことはおおまかには知られている。しかし、具体的にどんな具合いだったのか。とくに敗戦直後の数年間については確かな集計だとは想定できないことなどに留意しながら、集計する必要はあり、意義がある。誰もがこの本を買うべきだとは言わないでおこう。なんでこんなところに居続けなければならないと思いながら、(旧)国立療養所に今も暮らす人たちにしても、本書を読んで理解したからといってどうなるということはない。しかしその人たちとともに将来を考える人たち、考えるべき人たち、教育・経営・行政に関わる人たちは、是非読んでほしいと思う。

そして研究しようという人たち。あきれるほど社会(科)学者たちは仕事をしてこなかった。これから進んでいけばと、進めていければと思う。なにもないのだから、皆がわかったことを集めて、寄せ集めていこう。その重要な一部を本書は集めてくれた。

私は「見立て」「筋」が大事だと思う人間だ。だからこの文章を書いている。しかし、恐竜の化石にしたって、古墳の跡にしたって、夏目漱石の新たな書簡にしたって、まず発見して報告し記述することだ。さらに加えるなら、長年の怠業が災いしてか、私たちは使えるような「先行研究」「枠組み」をもっていない。あるとされているそれらは、実際にはたいしたことがない。そういうものに無理やりはめ込むより、そんな手間をかける時間があったら、対象とするものを調べて書くことだ。それをどう見立てるかは、そういう仕事をしながら、皆で、私も加えてもらって、考えていける。そう思っている。

■2 「難病」に書いたこと+

本稿の冒頭に記したように、以下は、「難病」という題のべつに書いた原稿に、いくらかを加えたもの。本書の読者には参考になると思って、また研究をしようまとめようという人たちのために、掲載する。

■1　薄幸の美少女がという難病もあるが

難病はまず「やっかいな病」といったぐらいの日常語だ。すこし本を集めていくと、一九七〇年代、『父ちゃんのポーが聞こえる――則子・その愛と死』（ハンチントン病）『瞳に涙が光っていたら――クリーゼとたたかう青春の詩』（重症筋無力症）、『母さんより早く死にたい――愛の詩』（重症筋無力症）等々といった本が出ている（すぐ後で紹介する九五冊のリストにある最初の三冊）。これは本人や家族の手記ものだが、同時期、薄命の（美）少女の話が少女漫画等に、そしてテレビドラマや映画に描かれる。そういう難病のイメージがある。その伝統は今も続いているだろう。

最もやっかいな病は普通なら癌だろうし、実際、しぬほどたくさん出ている「難病を克服する」方法を説くたいがいは怪しげな本では、癌は難病の中に入れられている。ただ、美少女もの～難病という系列では、胃癌等だと普通な感じで、すこし違う。骨肉腫だの白血病ということになると難病っぽい感じがする。こうした病や病人たちの描かれ方の歴史というものもある。いかにも、そういうことを調べるのが好きそうな人たちがいそうなものだが、そうした研究があることを私は知らない。誰かやってみてもわるくはないと思う。

そして、これから書いていく制度の流れとたしかに関係して、難病には、聞いたことのない難しい名前のものを含め、数少ない人のかかる珍しい病というイメージもある。そのおのおののがどんなものであって、それがどんな生活上の困難その他をもたらしているのかということがある。これまで関心をもたれることが少なかったから、一つひとつもっとわかった方がよいということはあるだろう。そうした必要に沿うものとして『難病カルテ――患者たちのいま』（蒔田［2014］）といった本もある。それを読むのもよいだろう。そして私は、筋ジストロフィーの人たちに関わる歴史を主に記述した『病者障害者の戦後』（立岩［201812］）

で、その本の末尾にその人たちや関係者の本を九五冊列挙した。また、ALS（筋萎縮性側索硬化症）の本人が書いたたくさんの本を取り上げた『ALS』（立岩［2004⑪］）の後に出た本を三五冊、そしてそれ以外に七七冊の「難病本」をあげた。本は二〇一八年に出ているから、その後に出たものを別途知らせる必要もある。

そして私たちのサイトには六九種類の「難病」の頁がある（http://www.arsvi.com/d/n02.htm）。そのサイトの表紙（http://www.arsvi.com/～「生存学」で検索）にも「難病」という項目がある。「生存学　難病」で検索してもらってもよい。現在その更新の作業は停滞しているのだが、情報を提供してくれれば、それはほぼ必ず掲載していく。収集や整理の作業をやってみたいという人も歓迎だ。そのサイトを運営している研究所では、医学の専門書ではない様々な本や資料を集めて、書庫に並べて、同じHPにそのリストをいろいろと載せるということをずっとやってきている。今あげた約二〇〇冊もその一部だ。

こうして、このような言葉の使い方の流れもあるとか、こんな病気・障害もあるとか、そんな話もできるかもしれないのだが、これから書くのは、それとは少し違う話だ。

この言葉は、業界用語としてあり、政治の言葉としてある。社会的支援がこれまでなされていなかったが、それをなさねばという気持ちのもとで、具体的に政府のお金を出させる対象として「難病」が現れた――以下面倒なので多くの場合「　」を外す。そして、それを主導した一つは医療の側であり、そのお金を出させる根拠を研究に置いた。それは、この国に特殊なことでもあるが、それだけとは言えない。医学・医療への偏りは、ある程度この近代の社会によくあることでもある。それに偶然的な要因も加わって、この国の今の状態を作ったのだ。そのように捉えられることを言う。そして、その結果よくないことも起こってきた。

その事情がわかると、ではどうしたらよいかも言える。なのでそれを言う。以上を述べる。

ただ、専門に研究しているわけではない私には確認できていない部分がある。おおまかな構図だけを示す。それでも、以下すこしややこしいことを書かざるをえないが、仕方がない。さきに記したサイトにこの文章についての頁（「立岩　堆積や交錯や忘却を描く」で検索すると出てくるはず）を作って、関係するページ（ファイル）をリンクさせておくから、分量の制約ゆえどうしても詳しくは書けない部分はそれで補っていただきたい。

■2　難病という仕掛けの歴史

難病が制度のなかに登場するのは一九七〇年代の初めだが、話はそれよりは前から、一九六〇年代の半ばには始まっている。身体の状態に関わり、そのときどきの制度では対応できず、なんとかしてほしいと思う人たちがいた。それは本人だったり家族だったりする。そして、社会問題に関心のある人たち、この時期には医療者たちが、その困難な人たちに目を向け、支援し、なんとかしてくれと政治に訴えた。

私が調べて『病者障害者の戦後』に書いたのは、筋ジストロフィーの人たちのこと、その人たちに関わった人たちのことだ。一九六〇年代前半、子と自らの窮状を訴える親たちの組織ができ、それに同情した医療者たちもいた。親たちは国会に陳情に行き、新聞が報道し、政治家が約束し、一九六五年に政策対応が始まる。結核の人たちをたくさん受け入れ、その後その人たちの入所が減っていった国立療養所が受け入れた。そこは病院であり、その長は医師・医学者だった。受け入れの理由も研究と治療ということであり、その医師たちが研究班を作り、厚生省（現在は厚生労働省）がその研究班に研究費を支給するという仕組みができた。私は、これが一九七〇年代以降の日本の「難病体制」の「型」を作ったのではないかと思う。医療者主導の研究・治療という枠組みが作られ、お金が施設収容の費用に行くという部分は後の他のものと同じではないが、その枠組みのもとでのいくらかの生活援助という仕組みの原型がここに現れた。ちなみに筋ジストロフィーは、後の基準からは、また私たちの語感からも難病ということになるだろうが、この時に制度が作られたから、七〇年代の難病には入っていない。こんな具合に言葉は使われてきた。もう現役の官僚などはそうしたいきさつをほぼ知らないはずだ。

そして、その少し後、大きな役割を果たした一つは「薬害スモン」だった。これはキノホルムという薬品による健康被害だったのだが、しばらくは原因がわからなかった。生活の困難があり、「奇病」とされ、伝染病であるとの説もあり差別もあった。薬害にも今は難病というイメージはないかもしれないが、「難病看護学」の創始者の一人である川村佐和子はスモンについて難病という語を意識的に使い始めたのが六九年だったと後で述べている。次に記す七二年の制度のもとでの難病に薬害スモンは入っている。一つの挿話として、難病の原因究明を求める集会が開催されたのはキノホルム説が現れた七〇年八月の直前で、まだ原因不明だったその時機ゆえその集会が盛り上がったということもあったようだ（スモンに関わって立岩［201812:43-44,54-55,60-61］）。

そして薬害スモンは「神経」に作用しているということで――という理解でよいか、たいして自信はない――、医学者では神経内科の人たちが研究し発言した。薬害スモン（と新潟水俣病）の原因を発見したのは椿忠雄という人だったが、この人はまた日本ＡＬＳ協会の立ち上げにも関わり、長く「恩人」のように扱われる人だった（立岩［200411:325］［201812:227-237］）。こうして「神経難病」という範疇が前面に出て、研究施設・病院、そこを拠点にした医師や看護師たちがいて、そこから「難病看護学会」といった学会も生まれ、そしてその学会は続いている。そこに関わっている直系の弟子たちは川村らその創始者たちから、創成期の苦難と栄光について聞いたことはあるにしても、社会のなかでの「位置」についてあまり考えることはないのではないか。そういうことを調べたり考えたりする意味はあって、そんな仕事をする（はずである）ところに社会学の意義もある。

以上とどこまで直接的な関係があるのか私にはよくわからないのだが、「ベーチェット病患者を救う医師の会」が「「難病対策救済基本法」試案」を作成し、それが一九七一年二月二〇日の『朝日新聞』朝刊に掲載された。難病とその政策の歴史についての数少ない研究書――ほとんど唯一、衛藤幹子の著作（衛藤[1993]）が貴重な書籍としてある――そして研究論文（たいへん少ない）では、これが難病という言葉を一般化させたきっかけだとされている。

そして同年一〇月、厚生省から「難病対策要綱」が発表される。そこでは難病は、「①原因不明、治療方法未確立であり、かつ後遺症を残すおそれの少なくない疾病。②経過が慢性にわたり、単に経済的な問題のみならず、介護等に著しく人手を要するため、家族の負担が重く、又精神的にも負担の大きい疾病。」ということになった。また、「ねたきり老人、がんなど、すでに別個の対策の体系が存するものについては、この対策から、除外する」とされた。（まだ）なおせないというおもには医学的な規定と、生活の困難に対応しようという気持ちと、大きくは二つが列挙されており、普通には両方の要件を満たしたものが難病だということになるだろう（より詳しくは紹介したＨＰの頁を参照のこと）。

他方、民間の動きとしては、翌七二年四月に「全国難病団体連絡協議会（全難連）」が結成されている。

そこには「全国腎臓病患者連絡協議会（全腎協）」などが加盟している。腎臓病は、たしかになおらないというものではあるのだが、やはり、今の難病のイメージからは少し不思議だ。それは希少なものではない。しかし、今でも地方の難病連絡協議会といった組織には腎臓病の人たちの団体が加盟していることがある（葛城［2019］）。腎臓病の人は何十万といて、今から考えるとこれも不思議に思えるが、その人たちとその組織は、困難を自覚し、それを社会に訴えていくことにした。困難な病を抱える人たちの組織として、他の困難を抱える人たちとともに訴えた。人工透析にたいへんお金がかかり、金がなくなって死んでしまう人もいたのである。それで公費負担を求める運動があった（有吉［2013］）。ちなみに、実質的な公費負担は障害者福祉の制度を使ってわりあい早くに実現し、そのこともあって、腎臓病は難病という制度からは外れることになった。ちなみに、この時期、今は難病には括られないものを難病に含めて発言・運動したのは民間団体に限らない。例えば、当時の社会問題について発言し政策に関わった白木博次という医学者は「重症心身障害児（重心）」も難病の人に含めて発言している★06。

こうして「制度としての難病」は、研究の対象としての難病であるとともに、というよりはその医療・研究という枠組みでのもとで、生活を（生活も）改善しようというものだ。研究は金を出させる名目のようなものでもありつつ、しかしその実質においても医療・研究という条件・制約がかかることになった。「特定疾患治療研究事業対象疾患」（のちにこの辺の名称は幾度か変更される）に指定されることによって、「研究事業」のもとで医療費の軽減などが行なわれてきた。また原因・治療法の解明を求めるとともに、生活上の困難の軽減、医療費負担軽減策を求めた人たちが「特定疾患」への認定を求めてきた。

その後のことはやはりＨＰの「難病：歴史」の年表等を見てもらいたい。おおまかには七二年の枠組みのもとで、名称をときどき変えながら、制度の対象とするその数をだんだんと増やしていったということになる。細かいことでもあり、列挙すると煩雑でもある。いま紹介したＨＰの年表等を見ていただきたい。比較的に大きなこととしては、二〇一四年、「難病の患者に対する医療等に関する法律（難病法）」が成立している。その法律で言う「指定難病」の数はかなり増えて、翌年にかけて三〇六が指定された。この指定難病は、条文には明記されていないことも含めると、「発病の機構が明らかでない」、「治療方法が確立していない」、「長期の療養を必要とする」、「患者数が人口の〇・一％程度に達しない」、「客観的な診断基準等が確立している」の五要件を満たすことが必要だとされた。数はかなり増えたが、おおまかには一九七〇年代初頭に始まったものを引き継いでいるということだ。このあたりの歴史について、まずはごくごくたんたんとしたものでよいから、誰か書いてほしいと、長らく思っている。

■3　それは困難をもたらした、そこで

この体制をどう見て、どのように評価するのか。

筋ジストロフィーでもＡＬＳでもよいのだが、それらは難「病」と言われるとともに、（最）重度の障害ともいわれる。これはどういうことになっているのだろう。まず、「病」と「障害」とはどのようにして使い分けられているのだろう。言葉の意味するものは、時によって人によって場合によってかなり異なるし、曖昧でもある。だから正解というものはない。そのことはわかったうえで、そう大きく外れていないだろうというところを幾度か書いて、『不如意の身体』（立岩［2018Ⅱ］）にまとめた。

病は、「苦しみ」そして「死に向かうもの」である。他方の障害は、基本的には「できない」ことである

が、加えて実際には、姿形が「異なる」ことがかなり大きな契機としてある。さらに、病・障害という言葉自体の意味ではないのだが、感染そしてさらに犯罪につながるとされる「加害」が社会的には問題にされてきた。

ただ直接に身体をなおす仕事、とくに侵襲的な行為を行ってよいとされる人として医療者・医師がいる。つまり、病に応ずる医療者は、できない状態をできる状態にする（ことを期待される）人でもある。同じ人たちが病と障害の両方の人たちに関わることがある。これも両者の境界がはっきりしないことに関わるだろう。

そのように整理してみると、多くの場合には、両方の契機がある。病人か障害者か、というふうに周囲の人たちのみならず本人たちも思ってしまうところがある。しかしこれはすこしでも考えれば間違っている。病人かつ障害者、ということがたくさんある。とくに「難病」の場合には両方にまたがっていることが多いことがわかる。あるいはむしろ、障害の要素の方が大きいことがある。そしてこれは難病が現れてきた事情からも不思議ではない。その生活の困難さが問題にされた。そしてなおらない。なおらずに死んでしまう病もあるが、その状態が続く。その状態の大きな部分は「できない」ことだ。

例えば、私はその人たちについての本『ＡＬＳ』（前出）を書いたことがあるのだが、「ＡＬＳ（筋萎縮性側索硬化症）」はそういう状態だ。ＡＬＳ自体は、呼吸を人工呼吸器によって補うといったことが必要になるが、死をもたらすものではない。動かないことによる身体の苦痛を軽減するのも、身体の位置を微妙に変えるといったことで対応がなされる。身体が動かなくなり、自分の身体によっては様々なことができなくなる。そして、その人たちのために医療（者）ができることは多くはない。つまり、今のところ、できないことをなおすことはできない。それを補うのは、人による介護（介助）ということになる。

こうして、なおせないという条件のもとでだが、「障害」という部分のほうがずっと大きい。他にもそうした「難病」はたくさんある。

しかし、その「難病」は先に述べたように、医療、医学研究を理由に金を出すことが先行した。実質的には生活のためのお金なのだが、「建前」としては、研究のためにということになってきた。そこで、うまくはまらないこと、使い勝手がわるいということになる。実質的に生活のために使えるのであれば、お金はなんのためにも使えるからその限りでは困らないとは言える。しかし、それは生活するのに十分に支給される場合だ。そんなことにはまったくなっていない。

次に人について。医療者たちは（できないことも含め）なおすことが仕事の人たちだから、なおらない人に関心をあまりもたないし、実際にできることも少ない。できることが少ないから関心をもたないということにもなる。とすると、本人たちに主に対応することのできる人は医療者ではないということになる。

それでも、一九六〇年代から七〇年代に関わったのは、さきに述べたようにもう少し熱心な人たちだった。その人たちは、たんなる技術者・科学者というよりは困難を抱える人たちに同情的な「社会派」の人たちだった。今よりは人の生活に関心を向ける医療者・看護者たちがいたということであり、それはまずはよいことだと言えようが、ことはそう単純でない。一人ひとりの思想や行ない、行なったこと行なわなかったことを、『病者障害者の戦後』で述べた。その一人ひとりが同じでない。ただ、その後のより普通な医療者も含め、それらの人たちは、病気を（実現はしなくとも）「なおすこと」を仕事にしている人であり、それ以外のことが仕事としてできるわけではない。しかしその医療の場に人が囲われることになった。そして、そのままだいぶ長い時間が経ってしまった★07。

するると、いちばんわかりやすくは、障害の部分への対応が欠落してしまう。もっとわかりやすくは介助を得ることができない。看護の人たちは在宅看護で対応するのだと主張したが、実際には一回三〇分とかせいぜい一時間程度の訪問によっては長い時間の対応はできない。それを拡大する現実的な展望もない。そうした状態が続くことによって、家族が長い時間介助（介護）するか、そうでなければ早めに死んでしまうということになった。それを変えよう、具体的には介助・介護の仕事をする人も、医療・看護職がやってきた仕事の一部をできるようにしようという動きがあり、それに対して、自分たちの仕事がすでに十分に確保できている医師たちはさして反対しなかったが、看護の学会・業界が反対・抵抗した★08。

とすると、対処するべきその場所を間違っているかもしれないということだ。対処するべきことの大きな部分は、「できないこと」である。しかし、医療はそういうことに対応する仕事ではない。身体を「できる」ようにすることはあるが、いつもそうはうまくいかない。日本の制度では「障害」はその状態が固定された場合に認定されるものだから、その時点で、なおすためにできることはないか少ないということになる。すると「できない」ことを前提にした対応が必要なのだが、「難病という仕組み」は、むしろその可能性から人を引き離すものとして作用したということだ。これは、ここまで見たように日本に起こった特殊なできごとではある。しかし、医療によって対応しようという流れ、そして補うことについては手を抜こうという動き・考えは世界中にあってきたし、今もある。その意味では、医療の優位とそれに伴う生活の困難という構造の日本的なかたちであると捉えるのがよいだろう。

その状態がずいぶん長く続いてきた。しかしそれでは生きたい人は困る。他方に、同じ一九七〇年代以降、介助（介護）の制度を作らせ広げ使ってきた人たちがいた。その人たちは、医療者とは仲良くはなれないという人たちだった。なかにはなおすためのことをいろいろされたのだが、痛いばかりでよいことはなかったという人たちもいた。医療から離れて、人・社会の力・お金を使って暮らそうということになる。その恨みがあり、敵意をもつこともあり、「自分たちは病人ではない、障害者だ」と主張した。これはいくらかは誇張している。もちろん医療も必要な時には使ってきた。ただ、例えば脳性まひであれば、その障害自体について医療がすることはたいへん少ない。にもかかわらずなされた手術やリハビリテーションは無効である以上に苦痛を与え、かえって身体によくないことがあった★09。

こうして、二つの別の流れがあった。互いが単純に知らないということもあったし、知らないから警戒していたこともあるかもしれない。それで、壁のある状態は続いた。

しかし、仕事をする人はそれですんでいるとしても、暮らしていこうという人はそれではすまない。そのままだと死んでしまう。その人たちは、「難病」の医療・看護・政策と別に活動してきた人たち、「障害者」のやり方を学び、その人たちが関わった制度を使って暮らすことになった。そうして壁がすこしずつ低くなってきた。私もまた、壁があるのはよくないと思って、必要なものは使えるようになった方がよいと思って、『ＡＬＳ』を書き、そしてこんど手にとりやすい易しい本として『介助の仕事』（立岩［202003］）を書いたのでもある。

■4　あらためて医学・医療の位置

枠組みとしては同じ枠組みのもとで、「指定難病」の数は増えてきた。しかし、一つずつ認めていくのではまにあわないということはずっと言われてきた。それはいろいろな種類の難病の組織、そうした組織の連合体においても言われてきたことだ。残ったものを拾っていっても、結局「谷間」は残る、だから、そのようなやり方と違うやり方にするべきだと、と言ってきた。ただその同じ組織が、この枠組みのもとで数を増やす流れに乗ってきたのでもある。どうしたものか。すぐに実現するかどうかはともかく、いや実現させるためにも力を尽くすためにも、どのような方角を向くのかをはっきりさせた方がよい。

まず誤解はないと思うが、本人にとって益の方が大きいならなおすことは否定されない。そのために原因究明が必要なことはあるだろう。原因を知ること自体が目的なのではなく、治療法・対処法を知ることが必要であり、そのために機序がわかるとよいということだ。

ただ一つ、なおるようになる可能性があるとされるところにお金が集中してしまうことには注意しておいた方がよい。『ALS』にも書いたのだが、原因究明と治療法の開発が必要だとされ、それはすぐにも可能だといったことが言われ、言われ続け、その後ずいぶんな時間が経ったが、残念ながらさほど大きな進展はなかった。筋ジストロフィーについても、その前、一九六〇年代に研究が始まり、それは施策の始まりでもあったのだが、同様な状態が続いている。このことは『病者障害者の戦後』に記した。

その可能性がないと言っているのではない。そのうちなんとかなってほしいし、その可能性はあると思う。しかし、ならば二つ以上を同時に進めるべきである。すくなくとも、当座暮らすためには、障害に対する対応が求められる、医療が通常は提供できないものが必要である。

そして根治の方法がわからないなら仕方がない。その場しのぎであっても、対処法は大切だ。この時代の医療者たちがそういう部分に関心を向けにくい人たちであることは述べたが、それはよいことではない。心身をよい状態にする、保つというのがその人たちの「本来」の仕事のはずだ。現実には不得意かもしれないが、それでも、その人たちの持てる技術・地域を使ってできることはあるはずだ。例えば苦痛を減らすことはとても大切だ。苦痛への対処の仕方がよくないから、もっと上手になった方がよいし、その方法を開発する必要もある。そしてそれは「難病」の枠に入らないとそれはできないか。本来はそんなことはないはずだ。「原因」を調べ、メカニズムを解明して、対処法を見出していく時には、ある程度、個別にみていった方がよく、この場合には難病政策における疾患別という対応も一定の意味があることもあるだろう。そしてとくに、その病・障害の人の数が少ないものへの対応が大切だ。あえて英語に難病という言葉に対応する言葉を求めればというとき、「rare desease」という言葉――ある程度重なっているが日本語での「難病」は珍しい病というだけでないことをここまで述べてきた――と「orphan desease」という言葉があるのだが、これはかかっている人が少ないために取り残されてしまっている病のことを言う。そしてその病の人に対して必要とされるが開発されにくい薬のことを「orphan drug（直訳すれば孤児薬）」と言う。お客が少ないので、開発がなされない。これはよくない。そこで、市場にまかせるのでなく、寄付に頼るのでもなく、政府が金を出すという体制はわるくない。そしてそれは研究開発に限らない。当該の人の少ない病・障害について対応できる医療者・医療機関がわずかで不便だということはたしかに多くある。それも用意するべきだ。だから疾患別に対応すること、そして患者の少ない病に個別に対応することの積極的な意味はある。

日本での体制が他の（国の）やり方と比べてどの程度機能しているのか、成果を収めているのか。私にはそのようなことを評価する材料もなにもないからわからないが、誰か研究して評価するとよいと思う。

加えれば、医療費については他の疾患ととくに別建てにすべき理由はない。ただ現行の医療における自己

(家族) 負担が高すぎるから、現行の減免制度を維持すべき合理的で差し迫った根拠はあると考えるべきである。

■5 どのように認められないものを認めさせるか

難病体制は、「その他」を取り込むものとして機能してきたことを述べた。では現在、「その他」として何が残っているのか。本項と次項に記すことは、また幾人かの人たちの研究に関わっていて、その人たちの役に立つようにとは思うのだが、長くなってしまうから、それはまた別途、ということで★10、以下ほぼ二〇二〇年の原稿のままにしておく。

実際に多くの人たちが困っているのは、痛いとか疲れるといった状態にあることだ。いまある名称としては「慢性疲労症候群」とか「線維筋痛症」といったものだ。私が知る人で「複合性局所疼痛症候群(CRPS)」について論文を書いた大野真由子はその症候群の本人で、韓国や米国ではそれが障害に認定されていることを紹介する論文等を書いて、博士論文にまとめた(大野［2011］［2012］［2013］)★11。

これらの症状・状態をもたらす機制は少なくとも今のところはよくわからないようだ。この時代の医学・医療が得意とするのは、身体の特定の部位に病巣を見つけ、それをなんとかするというものだが、痛みや疲れはそうしたものではないように思える。だから、なかなか得意でないということが一つにある。わからないし、自分たちはたいしたことができないし、手術といった派手なことをしてさっぱりとなおせるというものでもない。関心をもちにくく、避けようとしたり、心のもちようだなどど言ってしまったりする。しかし、身体に起こっているその様子を見れば、どこかに理由はあるのだろう。解明はなされた方がよいし、基本的な機序がわからなくても、なぜかある対処法が有効であるといった場合は、他の疾患でも多々ある。そうした部分で医療はもっとできることはある。だから、現実にはさぼってしまいがちなのだが、さぼってはいけない、医学・医療はきちんと仕事をするべきだと前節で述べた。

では難病指定を求めるという方角はどれほど有効か。疲労や痛みは、すくなくとも何十万という数の人たちのことだから、希少性という条件は満たさない。それはそのような条件を設定している側がわるいのだという主張はもっともだが、難病の定義を広げてその法律のもとでという要求の方向とともに、どの法律にいれてもらうかはどうでもよいからなんとかせよという主張ももっともだ。

そしてより大きなことは、指定を得られたとしてどのぐらい得をするかということだ。不得意であっても、関心をもちにくくとも、あるいはだからこそ、対処法の開発はなされるべきだ。それは主張するべきだし、実現するべきだ。その状態を難病指定ということで得られるならそれもよいが、他のより多くの人たちがかかっている疾患と同様に研究がなされるべきことを主張してもよい。

そしてもう一つ、この難病の枠のなかでは生活の部分は基本的には対応されないということだ。痛みや疲労が「その他」であってきた事情は、医療の対象になってこなかったという事情とともに、障害者関係の法で規定される障害の範囲が狭いままであることによる。今一部で起こっていることは、そのすきまの部分を病気〜難病という範疇をもってきていくらか埋めようという動きであるようにも見える。その事情自体はわからなくはない。しかし、それは本来は筋が違うだろう。医療以外の社会サービスの多くは障害に関わる法・制度によって対応されるべきである。なんらかの身体的な事情に関わって不都合が生ずるのであれば、それは障害であるとにするのが理屈としては一貫しているし、疲労や痛み自体をなくす技術がない、すくなくとも十分にはない間はそうするべきだし、そうするしかないということだ。

だから、疼痛・疲労などによって活動・生活が妨げられることを勘案してこなかった障害認定のあり方を変える必要がある。障害は普通に可視的なものとして想定されているとすると、たしかに痛みや疲労は見えやすいものではない。足がないとか手がないとかいったわかりやすい欠損・障害ではない。しかしわかりやすかろうとわかりにくかろうと、不都合・不便はある。場所・機序・名称…がわからないことは多々ある。本来は所謂「インペアメント」の場所が特定されていることを障害を有することの条件にしてはならない、不便（ディスアビリティ）の方を見よ、というのがずっと言われてきたことであり、ようやくいちおうは認められるようになってきたことだ。

すると一つ、疲労や痛みは誰もが経験することだと言われる。それ自体はその通りだ。しかし、程度の差というものは時にまったく重要・重大なことであり、「普通の人」もいくらかは経験するという事実は、それをたくさん経験している人にはなにもしなくてよいという理由にはまったくならない。

一つ、その状態とその程度を測定することができない、あるいは困難であることが言われる。尺度自体がないわけではないらしいが、客観的な測定といったことが他のものよりは困難であることは認めよう。そして、その本人が言うことに依拠せざるをえない、というより依拠するべきである。それなのに、制度的な対応を望むと、「客観的な基準」が必要だといったことが言われる。なにかしらを測定する方法はすでにあるのかもしれないし、これからできたり改善されたりすることがあるだろう。しかしすくなくとも現在は、そしてたぶん今後も限界はあるだろう。痛みとか疲労といったもの、それがその人において感じられるものであることは誰もが認める。その人の言葉によってわかるしかない部分がある。ここ数十年「ナラティブ」とかそういうものが大切だとさんざん言われた。この間、人文社会的な言論はそんなことは言ってきたし、そのぐらいのことしか言ってこなかったともいえる。他にも言うことがあるだろう、芸が足りない、と私は思うが、言っていること自体は間違っていない。にもかかわらず、結局その一芸は生かされていない。これは困ったことである。

まず、疲れるものは疲れるし、痛いものは痛い。そのこと自体について、嘘をつく要因はない。だからそれは、解明され軽減のための技術が開発され改善され適用されるべきだ。

疑いをかけられる場合があるとすればそれは、サービスやお金の受給の場面、そして労働の軽減が求められるといった場合だ。「詐称」「詐病」の可能性が言われる。つまり、ほしいので、あるいは働きたくないので、嘘をついているのではないかということだ。

たしかに人は嘘はつける。嘘をつく人はいないと言い切る必要はないと私は思う。しかし、それがどれほど大きな問題かと考えることだ。さほど大きな問題ではないというのが答になると考える。

まず一つ、社会サービスは、人にやってもらうということであって、人にもよるし、場合にもよるが、たいがいの場合には、自分でできるなら自分でした方がさっさとすんで、気も楽で、それでよかろうということになる。一つ、ものとして支給されるものについて。疲労を補うための「自助具」などあまり考えつかないが、もしあったとしてそれは、不都合を補うためのものだから、不都合がなければいらないものである。するとと残るのは、生活保護などの所得保障であり、労働の軽減措置等である。

疲れていないのに疲れていると言って公的扶助を得ようとする、その可能性はないではない。しかし、実際には働いて収入を得ているのにそれを隠してというのではなく、現に働いていないのであれば、あれこれ理由は求めず、公的扶助がなされてよいという主張は可能であり、私は妥当であると考える。そして働けないと働かないとの間はときに曖昧であり、それをとやかく言わないほうがよいという理由も加えることができよう。そしてそれで社会が大きく困ることはない。そして、ことのよしあしはともかく、多くの人は働こうとする。その意を汲もうというのであれば、むしろその人の申告に応じた方がよい。つまり、まったく働けないとしてしまうのではなく、その人の状態に応じて、いくらかを軽減して働いてもらう。それでよいはずだ。

そして疑われる側の人には次のように言える。病気をしてそれで身体がうまく動かないとか、長い時間仕事ができないとったことはある。そのことをすっと受け入れて、必要なものは必要だと言い、そして必要なものを受け取るという当たり前なことにためらいがあるなら、なによりそれは（不当に）損なことだから、やめた方がよい。とすれば、そのように思えるように、求めると疑われるからといった理由で、求めること阻害しないように制度の側はあった方がよいということである。つまり、本当は痛くないのではないか、疲れてはいないのではないか、気のせいではないか、と、そんなことがないではないとしても、言わない、言わないことを前提に制度を組み立てた方がよいということだ。

■6　どんな民間の活動が何をできるか

以上、社会・制度がどうあればよいかについて基本的なことを述べた。最後に、それを主張し実現するために動くことのできる一つでもある民間組織、その活動についての方向も示されるだろうと思う。

疾患別・障害別という制度に規定される部分もあり、また各疾患別の専門医にかかる人たちやその家族のつながりがもとになって作られてきた疾患・障害別の組織がある。一九六〇年代から七〇年代にできた組織では五〇年以上の歴史を有するものがある。大きな全国組織もあるし、そうでないものもある。

そうした組織のある部分は、いくらか停滞期でそして転換期にあるのかもしれない。まず、ちょっとした情報の入手ぐらいであれば、ネットで検索すればまずまずのことがわかる。そんなこともあって若い人が加入しない。他方、たいへんだたいへんだと言いながら役職を続けることに生きがいを感じている年上の人もいる。そんなことで世代交代もうまくいかない。かつて意義のあった活動のなかには今はそうないものもあるが、同じ活動が続いていく。そうして停滞や縮小といった道を辿っているところがある。

しかしまず、停滞したり、さらになくなったりしても、それで用がすむのであれば、なにも問題はない。組織が常にあった方がよい、活発な方がよいなどとは言えないのだ。それを確認しておく。

そのうえで、オンラインもオフラインも含め、愚痴を言いあったり、生活上の小技を伝え合うといった組織、組織というほどでなく人の集まり・つながりは、今後も必要とされるだろうし、現にたくさんある。多く個別の疾患・障害に対応したそうした組織が存在する価値は今でもこれからも失われはしないだろう。それは、小さなものであってもかまわない。かえってその地域の小さな集まりとしてあり、なかには消えていく、おおまかにいえばセルフヘルプグループとしてあってよいだろう。

ただ、何かを要求するとか、手間のかかる支援を担おうとするときには、このような集まり・組織では難しい。そしてようやく指定難病に登録されたまた登録されていない多くの疾患・障害については本人や関係者の数が少なく、少ないと力が弱いということになる。そしてさらに、心身がつらいから、起き上がるのもつらく、動きにくいということも当然ある。辛さは、ときに結びつく絆にもなるが、他方で、本人たちの間でぶつかる要因になることも多い。そして、原因がはっきりしていないことにも関係して、対処法としているいろな説が唱えられると、どちらの説に付くか、どういう説を唱え実践している人たちに付くかといったことで、対立し分裂し消耗するといったこともある。

さらに、個別の団体の連合体のような組織もある。各組織の規模も異なり、既に指定されている難病の団体とそうでないところもある。何を求めるかにも違いもある。そのわりには、既得権益を守るといった性格の団体にならず、今困っているところに手を貸そうという姿勢があって立派だと思えたりもするのだが、それでもその舵取りはなかなか難しいことがある。そうした事態を捉える冷静な研究があるべきだが、私は知らない――さきにあげた葛城の本（葛城［2019］）に少しだけ記述がある。ただ、「指定難病」という枠を前提にせざるをえず、活動を維持・展開すること自体にいくらか無理があるだろうとは言えるだろうと思う。

ここしばらくを見ると、疾患別というより、機能、例えば人工呼吸器を使っている人たちのつながりといったもののほうが機能しているように思える。そして、前節までに述べたように、以前からも今も大きな問題・課題は、（残念ながら）なおらない、しかしそこそこに長い人生を生きるにあたって必要なものを得ることだ。それは、すくなくとも今のところ自動的に得られるようなものではない。それを得られるようにする活動、制度につなげるという仕事がある。これはたんに同じ病・障害を共有しているというだけでできる仕事ではない。

今までもそして今でもある程度はそうなのだが、患者団体（たいがいは関係者も含むから患者・関係者団体）をやってこれたのは、家族がいて収入やら介助やらがなんとかまにあっていて余裕があるからというところがある。するとそうした組織は、余裕のない人が求めるものには対応できないということにもなる。ネットでとってくれる情報もあるが、それを使って実際に役立つところまでもっていくには、具体的でときに手間のかかる援助が必要な場合があるのだが、その必要をあまり感じずその技術・知識ももっていない組織だと役に立たない。これはこれで種別を超えて、そして資金をもち有償の仕事として活動を行なえる組織が適している。

私は今、国立療養所に暮らしてきたおもに筋ジストロフィーの人たちの療養所の生活をよくしようという、そして出たい人は出られるようにしようという活動に関わっている――関連情報はさきに紹介したHP表紙から「こくりょう（旧国立療養所）を&から動かす」にある。今施設にいる人は、普通は自らがそこを出ようとする時に使える資源をもっていない。そして筋ジストロフィーの全国組織は、一九六〇年代、自分たちの子どもが療養所で暮らせるようにと医療者とともに政治に訴え、施設収容を実現させてきた組織である。それと別の方向に行こうという話には乗りにくいところがある。また、在宅で家族の介助でなんとかやれている人たちが多いなら、病院を出たいという切実さや、家族はあてにしないまたできないという現実がなかなか伝わらない。また、組織もそのための技・知識をもっていない。別の種類の組織・運動が関わった方がうまくいく。実際いま進められているその動きには、自立生活センターと呼ばれる組織が関わり、その全国組織、そして「DPI日本協議会」といった（一部難病関係の団体も入っている）組織が支持して、全国に広がりつつある。

それはいちど「難病」を巡って起こった分断の後、だいぶ経ってからのできごとだ。そこには障害者施設からの地域移行と多く共通するとともに、過分な権限を持っている（と思っている）医療者・病院との関係をどうとっていくかといった、いくらか違った（より困難な）要因もある。本章では、なぜそんなことになったのかを述べ、そしてその事情をわかったうえで、変えていくことができることを示した。

■註

★01　私が主に担当し二〇二二年までに博士号を授与された論文は六九（酒井の論文を含む）、書籍になったものが三三冊（本書含む、なお新山［2011］は博士論文本体とは別にできた本だがこれも含む）、主査でなかった人二人のも含めて一五の書籍の冒頭あるいは末尾に解説・解題を書いたようだ（この文章含む、帯の宣伝文の類は別）。書籍とそれに付された私の文章については文献表参照のこと——便宜上、私のものだけ発行年月の表記になっている。そのすべてをこちらのサイトで読むことができるようにしてある（http://www.arsvi.com/ts/dt.htm、「立岩真也　博士号取得者」で検索すれば出てくる）。読んでいただき、いやそれはどうでもよいから、皆々の本を買っていただきたい。

★02　近いところでは、表皮水疱症の人たちのことを書いてきて（戸田［2020］［2021a］［2021b］）、博士論文にまとめようとしている戸田真里が、表皮水疱症が「難病」の一つとはされるものの、その制度はその人たちにたいして役に立たないものであること、また難病の中でも、片隅に置かれてしまってきた所以を論文（戸田［2023］）に書いて、博士論文の一部にしようとしている。本稿は、酒井の本を読んでほしいために書いているし、酒井と同じ大学院に属して研究している／していこうとしている人たちが互いに知るために、また互いのつながりを知り、研究を進めていくために書いているので、文献としてあげるのはほとんどその人たちの書いたものと、その人たちに読んでほしい私の書いたものに限っている。

★03　その「あとがき」より。

「序」で当初考えていた題と副題が入れ代わることになったことを記した。「生政治」は副題の方に使われている。私は、生政治というものは、こういうふうに、つまり本書に記したように、凡庸に作動するものだと考えている。その凡庸な動きをひとつずつ、一度ずつは記述せねばならないと思って、結局ずいぶん長くなった本書を書いた。そのもとになった『現代思想』の連載はたいへん長くなってしまっている。この雑誌にはずっと以前、蓮実重彦の「マキシム・デュカンあるいは凡庸な芸術家の肖像」という連載があって（単行本化されて蓮見［1988→1995→2015］）、いったいこの人はいつまでこういう話を延々と続けていくの　だろうと思ったことがあるのだが、それよりも長くなってしまっていて、呆れていた自らが呆れられる側になってしまった。」（立岩［201812:474］）

★04 そのことを考えて書いたものでは、『生の技法』の第2版に収録した「私が決め、社会が支える、のを当事者が支える——介助システム論」（立岩［199505］）。『介助の仕事』では第4章「組織を作る使う」（立岩［202003:95ff.］）。その冒頭になぜそう考えるかを手短に書いた。この立場はまったく当たり前のものではあるが、その当たり前のことを確認して進む意味はあると思う。

★05 日本の精神病院を巡る歴史の研究として『日本の精神科入院の歴史構造——社会防衛・治療・社会福祉』（後藤基行［2019］）。私の本では『造反有理——精神医療現代史へ』（立岩［201309］）、『精神病院体制の終わり——認知症の時代に』（立岩［201511］）。前者では同じ精神科医たちの間に生じた差異・対立を記述した。同じ業界の人たちがいつも同じことを考え、主張するわけではない。その事実を記述し、その所以を考え、その帰趨を追うことも必要なことがあり、そしてそれは、関係者たち・業界ごとに分けて考えようという提案と矛盾はしない。両方が必要であり、そして両方の間には自らの位置・地位をどう捉えるかという点で、つながりもある。

★06 白木の発言は本書（p.173）でも取り上げられている。『病者障害者の戦後』でもその位置について述べた（立岩［201812:243-258］）。そこにも記したが白木は府中療育センターの初代の院長であった。そのことを含めどう考えるかを記した。二〇二二年には府中療育センター闘争に関わった人にインタビューすることができた。その記録を公開予定。この闘争は障害者運動の期を画したことになっており（立岩［199010→201212:272-275］［202003:128-132］）、それはそれで間違いではないのだが、さらに詳細に全体が描かれたらよいと思う。そのために記録の公開も行なっている。

もう一人、この時期の医師・医学者としてその場にいたのが井形昭宏だった。この人は国立療養所の所長も務め、日本尊厳死協会の理事長も務めた。幾度かその話を聞いたり、その人にものを言ったりした。そのことは『唯の生』（立岩［200903］）の第4章「現在まで」等に記した。この本とその前年に刊行された『良い死』（立岩［200809］）をあわせて文庫版にした『良い死／唯の生』（立岩［202212a］）を刊行してもらったのだが、分量の制約から、そこにはこの第4章は入っていない。入れらなかった部分を『生死の語り行い・3——1980年代・2000年以降』（立岩［202212b］）という題の「本」（HTMLファイル）にしてこちらのサイトで（無料で）読めるようにしてある。

★07 坂野久美が旧国立療養所に暮らした経験等がある筋ジストロフィーの人たちにインタビューし研究している。論文として坂野［2019］等。坂野と私が、金沢の（旧国立療養所）医王病院に長く暮らしそこを出た古込和宏に聞いた記録として古込［2017］［2018］。

★08 介助＝介護の仕事をする人にたんの吸引・経管栄養を認める方向への制度化の法制化の経緯（の一部）について書かれた論文に鈴

木・牧野［2022］。その続きがまた書かれるはずだ。

★09　脳性麻痺の人たちへの脳手術について小井戸恵子が調べている。論文として小井戸［2021］［2022］［2023］。

★10　認めてもらえない、もらいにくい病・障害のことが気になり、調べている人、調べようとしている人たちがいる。註02にあげた戸田はその一人だ。また、澤岡友輝は高次脳機能障害の人たちのことを調べているのだが、その人たちの障害もまた認めてもらいにくいものだという。論文として澤岡［2022］等。ＭＥ（筋痛性脳脊髄炎）／ＣＦＳ（慢性疲労症候群）も、その事情は高次脳機能障害などとはまた異なるところがあるが、そうだという。石川真紀が調査を始めている。その報告として石川［2022］。中井良平が調査・研究を始めているのも「認められない／診断のない／治らない病を患う患者やその介助者」について。論文として中井［2022］。

これらの人たちの書いたものを編んで本にしようと考えている。その私の基本的な考えは、『自閉症連続体の時代』（立岩［201408］）にそのことを書いたのだが、「理由を問われない生活」というものだ。それはときに困難であるか不可能である。しかし、一つの基準・基点としてそれを置くことはできるし意味があると思っている。

他にも本を作る案はたくさんある。種々の施設の歴史についての、自画自賛的な回顧（さきにあげた『国立療養所史』に収録されている文章の多くはそういうものだ）でない研究もまた求められているし、その主題でも本を作ることができるだろう。日本で最初の自閉症の子どもたちの施設である「あすなろ学園」の歴史についての論文・資料として植木［2022a］［2022b］［2022c］。看護師・看護学教員の窪田好恵は国立療養所が多く受け入れた「重心（重症心身障害）」の人たちを受け入れた先駆的な施設である「びわこ学園」で働いたことがあり、博士論文を書き、本にした（窪田［2019］）。有名で先駆的な施設は専らその創始者の理念によって語られることが多い。それはそれで大切だが、それだけで描けないことが多く起こってもいる。

文献表にあげた人では大野真由子が二〇一四年に、古込和宏が二〇一九年に、窪田好恵が二〇二二年に亡くなった。痛みや疲れや、それが認められないこと／認めさせることについて、大野が書いて残したものも加えて、やはり本を作ることができる、作ったほうがよいと考えている。

■文献

天田城介・樫田美雄 編　2023　『社会学——医療・看護・介護・リハビリテーションを学ぶ人たちへ』（仮題・近刊），ミネルヴァ書房

安積純子・尾中文哉・岡原正幸・立岩真也　1990　『生の技法――家と施設を出て暮らす障害者の社会学』，藤原書店
――――　1995　『生の技法――家と施設を出て暮らす障害者の社会学　増補・改訂版』，藤原書店
――――　2012　『生の技法――家と施設を出て暮らす障害者の社会学　第3版』，生活書院
有吉玲子　2013　『腎臓病と人工透析の現代史――「選択」を強いられる患者たち』，生活書院
坂野久美　2019　「筋ジストロフィー患者の療養生活の場の選択――独居在宅に向けたネットワークの構築」，『Core Ethics』15
衛藤幹子　1993　『医療の政策過程と受益者――難病対策にみる患者組織の政策参加』，信山社
古込和宏　2017　インタビュー　2017/12/30　聞き手：坂野久美　於：金沢
――――　2018　インタビュー　2018/01/30　聞き手：立岩真也　於：金沢
後藤基行　2019　『日本の精神科入院の歴史構造――社会防衛・治療・社会福祉』，東京大学出版会
萩原浩史　2019　『詳論 相談支援――その基本構造と形成過程・精神障害を中心に』，生活書院
蓮實重彦　1998　『凡庸な芸術家の肖像――マクシム・デュ・カン論』，青土社→1995　ちくま学芸文庫→2015　講談社文芸文庫
石川真紀　2022　「ＷＥ（筋痛性脳脊髄炎）／ＣＦＳ（慢性疲労症候群）の人たちへのインタビュー記録のアーカイブ」，『遡航』4
葛城貞三　2019　『難病患者運動――「ひとりぼっちの難病者をつくらない」滋賀難病連の歴史』，生活書院
小井戸恵子　2021　「なおす対象とされた障害――一九六〇年代に行われた脳性麻痺の治療とその体験に着目して」，『Core Ethics』17:103-116
――――　2022　「脳性麻痺に試された定位脳手術」，『Core Ethics』18:63-73
――――　2023　「脳性小児麻痺に治療として行われた大脳半球剔除術」，『Core Ethics』19
駒澤真由美　2022　『精神障害を生きる――就労を通して見た当事者の「生の実践」』，生活書院
窪田好恵　2019　『くらしのなかの看護――重い障害のある人に寄り添い続ける』，ナカニシヤ出版
蒔田備憲　2014　『難病カルテ――患者たちのいま』，生活書院
松枝亜希子　2022　『一九六〇年代のくすり――大衆保健薬、アンプル剤・ドリンク剤、トランキライザー』，生活書院
中井良平　2022　「「病いの意味」を巡る対立に医療者はどう向き合うのか――Ａ・クラインマンの説明モデルの考察から」，『Core Ethics』18:99-110

仲尾謙二　2018　『自動車　カーシェアリングと自動運転という未来――脱自動車保有・脱運転免許のシステムへ』，生活書院

新山智基　2011　『世界を動かしたアフリカのＨＩＶ陽性者運動』，生活書院

西沢いづみ　2019　『住民とともに歩んだ医療――京都・堀川病院の実践から』，生活書院

大野真由子　2011　「「認められない」病いの社会的承認を目指して――韓国ＣＲＰＳ患友会の軌跡」，『Core Ethics』7:11-22

――――　2012　「複合性局所疼痛症候群患者の支援に関する一考察――「認められない」病いの現状と課題」，立命館大学先端総合学術研究科博士論文

――――　2013　「慢性疼痛と「障害」認定をめぐる課題――障害者総合支援法のこれからに向けて」，『障害学国際セミナー 2012――日本と韓国における障害と病をめぐる議論』（生存学研究センター報告 20）

坂井めぐみ　2019　『「患者」の生成と変容――日本における脊髄損傷医療の歴史的研究』，晃洋書房

酒井美和　2022　「戦後から一九七〇年代までの病床数から検討する国公立病床の担う役割の変容」，『遡航』1

澤岡友輝　2022　「高次脳機能障害がどのようにしてわかるのか――受傷の契機と本人の気づきに着目して」，『Core Ethics』18:87-97

柴垣登　2022　『インクルーシブ教育のかたち』，春風社

鈴木悠平・牧野恵子　2022　「介護職員等によるたん吸引・経管栄養の法制化の経緯と論点の分析――「医療的ケア」をめぐる介護現場ニーズと医事法制の衝突・架橋の試み」，『遡航』1

髙阪悌雄　2020　『障害基礎年金と当事者運動――新たな障害者所得保障の確立と政治力学』，明石書店

立岩真也　199010　「はやく・ゆっくり――自立生活運動の生成と展開」，安積他［1990］→安積他［2012:258-353］

――――　199505　「私が決め、社会が支える、のを当事者が支える――介助システム論」，安積他［1995］→安積他［2012:354-413］

――――　200411　『ＡＬＳ――不動の身体と息する機械』，医学書院

――――　200809　『良い死』，筑摩書房

――――　200903　『唯の生』，筑摩書房

――――　201103　「関西・大阪を讃える――そして刊行を祝す」，定藤［2011:3-9］

――――　201112　「補足――もっとできたらよいなと思いつつこちらでしてきたこと」，新山［2011:185-198］

――――　201309　『造反有理――精神医療現代史へ』，青土社

――― 201311「これは腎臓病何十万人のため、のみならず、必読書だと思う」，有吉［2013］
――― 201408『自閉症連続体の時代』，みすず書房
――― 201511『精神病院体制の終わり――認知症の時代に』，青土社
――― 201710「不可解さを示すという仕事」，樋澤［2017］
――― 201809「この本はまず実用的な本で、そして正統な社会科学の本だ」，仲尾［2018］
――― 201811『不如意の身体――病障害とある社会』，青土社
――― 201812『病者障害者の戦後――生政治史点描』，青土社
――― 201901「ここから始めることができる」，葛城［2019］
――― 201903「ここから、ときに別のものを、受けとる」，西沢［2019］
――― 201904「ここにもっとなにがあり、さらにあるはずについて――解題に代えて」，窪田［2019］
――― 201912「くわしく書くことがどんなにか大切であること」，萩原［2019］
――― 202003『介助の仕事――街で暮らす／を支える』，筑摩書房，ちくま新書
――― 202008「仕事しよう」，髙阪［2020］
――― 202202「誰の？はどんな時に要り用なのか（不要なのか）」，天畠［2022］
――― 202203「わからない間、何を考えるか、何をするか」，松枝［2022］
――― 202209a「実際を書く大切」，駒澤［2022:511-518］
――― 202209b「せめて止まらないために、調べる、引き継ぐ」，柴垣［2022:252-256］
――― 202212a『良い死／唯の生』，筑摩書房，ちくま学芸文庫
――― 202212b『生死の語り行い・3――1980年代・2000年以降』，Kyoto Books
――― 2023**「難病」，天田・樫田編［2023］
天畠大輔 2022『しゃべれない生き方とは何か』，生活書院
戸田真里 2020「「痛くないガーゼ」を求めて――表皮水疱症友の会の軌跡」，『Core Ethics』16:133-144
――― 2021a「表皮水疱症児を巡る家族と医療者の相互関係――妊娠・出産・在宅移行」，『Core Ethics』17:133-144

―― 2021b「脆弱な皮膚と共に生きる体験――表皮水疱症患者の生活に関する語りから」『日本難病看護学会誌』26-2:207-216

―― 2023「(題未定)」,『遡航』6

植木 是 2022a「一九六〇年代の黎明期自閉症児の親の会と全国組織化の過程――三重県あすなろ学園とその親の会、および「自閉症児親の会」の関係資料から」,『立命館生存学研究』6:117-127

―― 2022b「一九六〇年代、自閉症施設の出現とその背景――三重県における児童精神医療とその前史から」,『遡航』3:61-76

―― 2022c「一九六四年、あすなろ学園の開設はどのように報じられたのか――「保護者と職員の会」の保存資料から」,『遡航』4

あとがき

本書は、筆者が立命館大学大学院先端総合学術研究科先端総合学術専攻において、二〇二二年三月三一日に取得した博士号（学術）の論文である「国立結核療養所の病床転換と病床政策――終戦時から高度経済成長期の終焉まで」を一部修正し、書籍化したものである。筆者は一一年間も博士課程に在籍し、その間、上手く博論が書けず、二回もテーマを変更した。指導教員である立岩真也先生には、非常に忍耐強く、長年ご指導いただいた。立岩先生以外の下では、博士論文を書き上げるだけでなく、書籍化することも不可能であったと確信している。深く感謝を申し上げる。

博士論文の審査の過程では、副査の美馬達哉先生、後藤基行先生、鈴木良先生に大変お世話になり、多数の貴重な質問やコメントをいただくことができた。また、本書の刊行に当たっては、生活書院の高橋さんにも大変お世話になった。他にも、具体的に言及はしないが応援、支援してくださった方々に、重ねてお礼申し上げたい。

なお、本書は、立命館大学先端総合学術研究科出版助成制度から助成金をいただくことで、刊行することができた。

二〇二三年一月

酒井美和

参考文献一覧

赤川 学　2009 「言説分析は社会調査の手法たりえるか」,『社会と調査』3:52-58

青木郁夫　2014「戦時保健国策と医療利用組合運動 ——農林・厚生両省「共管」; 国民医療法 ; 日本医療団との関連で」,『阪南論集社会科学編』49-2:49-69

青木正和　2003 『結核の歴史』, 講談社

青木恵美子　1971 「難病とたたかう（ベーチェット病)」,『市民』4:98-101

浅田敏雄　2001 『国立病院・療養所五十年史』, 政策医療振興財団

あゆみ編集委員会　1993 『国立療養所における重心・筋ジス病棟のあゆみ』, 第一法規

番匠谷光晴　2017 『医療保障の課題と政策』, 晃洋書房

衛藤幹子　1993 『医療の政策過程と受益者』, 信山社

藤井義明　1954 「医療行政から見た国立療養所の立場」,『広島医学』7-5:71

藤村逸子・滝沢 直宏　2011 『言語研究の技法』, ひつじ書房

福山正臣　1973 「難病者運動の動向」『ジュリスト』548:284-288

Fruchterman, T.M.J & Reingold, E.M.　1991 "Graph Drawing by Force-directed Placement", software-Practice and Experience　21-11:1129-1164

五十周年記念誌編集委員　2019 『五十周年記念誌——国立療養所愛媛病院』, 国立療養所愛媛病院

行政管理庁行政監察局　1962 『行政監察月報』37

後藤基行　2019 『日本の精神科入院の歴史構造——社会防衛・治療・社会福祉』, 東京大学出版会

————　2019 「日本における精神病床入院と生活保護——過剰病床数と長期在院問題の淵原」『羅針盤としての政策史——歴史研究からヘルスケア・福祉政策の展望を拓く』, 勁草書房

小林提樹　1982 『福祉の心』, 古橋書店

黒金泰美　1963 「拝復水上勉様——総理に変わり『拝啓池田総理大臣殿』に応える」,『中央公論』7月号:84-89

林 玲子 他　2017 「第30回日本国際保健医療学会学術大会ミニ・シンポジウム『タテからヨコへ——リソースをどう使うかUHCの経験と応用』報告」,『Journal of International Health』32-1:27-36

樋口耕一　2004 「テキスト型データの計量的分析-2つのアプローチの峻別と統合」,『理論と方法』19-1:101-115

————　2014 『社会調査のための計量テキスト分析』, ナカニシヤ出版

平野雄一郎 他　1982 「国立療養所結核病床入院患者数の最近20年間の動向」,『結核』57-

7:379-385
堀内啓子　2006 『難病患者福祉の形成――膠原病系疾患患者を通して』，時潮社
猪飼周平　2010 『病院の世紀の理論』，有斐閣
――――　2014 「地域包括ケア政策をどのように理解すべきか」，『薬学図書館』59-3（225）:170-172
井上通敏　2002 「（2）国立病院・療養所の役割」，『医療』56-2:91-93
井出博生 他　2015 「入院受療率のトレンドとアクセス性を考慮した必要病床数の推計」，『社会保険旬報』2613:14-21
石田基広・金 明哲 編　2012 『コーパスとテキストマイニング』，共立出版
伊関友伸　2014 『自治体病院の歴史――住民医療の歩みとこれから』，三輪書店
川上和吉　1952 「結核予防の公費負担を活かす途」，『社会保険旬報』332:4-5
川上 武　1965 『現代日本医療史』，勁草書房
――――　1998 『戦後日本医療史の証言――研究者の歩み』，勁草書房
――――　2002 『戦後日本病人史』，農山漁村文化協会
川上 武・医学史研究会　1969 『医学史研究会の医療社会化の道標――25 人の証言』，勁草書房
川村佐和子　1979 『難病に取り組む女性たち――在宅ケアの創造』，勁草書房
川村佐和子・木下安子・山手 茂 編　1975 『難病患者をともに』，亜紀書房
河野すみ子　1990 「占領期の医療制度改革の展開に関する一考察（上）――医療供給体制の整備を中心に」，『医療福祉研究』3-55:40-49
経済団体連合会　1953 「論文名」，『経団連月報』1（6）:25-27
結核予防会　1969 『結核年報 第 3 集（1968 年版）』，結核予防会
北浦雅子　1993 『「最も弱い者の命を守る」原点に立って――重症児の三〇年をふりかえる』，あゆみ編集会
小林しげる・児島美都子　1971 「現代の難病と身障者福祉の新しい課題 : ある筋ジス患者の "生きること" への記録」，『旬刊賃金と社会保障』588-9:10-19
小林成光　1961 「所要病床数の推計方法」，『傷病統計学雑誌』3-3:93-96
小坂久夫　1975 「序　発刊のことば」，『創立三十周年記念誌』国立療養所村山病院
厚生労働省　2008 『平成 19 年版厚生労働白書』，ぎょうせい
――――　2020 『人口動態統計』，厚労労働統計協会
厚生省公衆保健局　1947 『昭和十六年―二十年 衛生年報』
厚生省大臣官房統計調査部　1954 『施設内結核患者実態調査』
厚生省大臣官房統計調査部　1955 『社会福祉統計月報』
厚生省医務局　1955a 『国立病院十年の歩み』，五宝堂
――――　1955b 『医制八十年史』，印刷局朝陽会

――――　1976 『医制百年史』，ぎょうせい
厚生省医務局国立療養所課　1958 『昭和 33 年度国立療養所年報』，厚生統計協会
――――　1982 『昭和 54 年度国立療養所年報』，厚生統計協会
厚生省医務局国立療養所課内国立療養所史研究会　1976 『国立療養所史（総括編）』，厚生問題研究会
厚生省医務局総務課　1969 「公的性格を有する病院の病床規制」，『健康保険』23-3:84-87
厚生省結核予防課　1971 『結核の主なる統計』，結核予防会
厚生省 50 年史編集委員会　1988 『厚生省 50 年史』，厚生問題研究会
国立療養所石垣原病院筋ジス・重心病棟　1971 「“退院のない病棟” だけれど……」，『看護学雑誌』35-3:25-28
国立療養所西多病院詩集編集委員会　1975 『車椅子の青春』，エール出版社
国立療養所史研究会　1976 『国立療養所史（結核編）』，厚生省医務局国立療養所課
小松良夫　2000 『結核　日本近代史の裏側』，清風堂書店
久保義信　1975 「整形外科（カリエス）の窓から――昭和 25 年から 45 年まで」，『創立三十周年記念誌』国立療養所村山病院
窪田好恵　2014 「重症心身障害児施設の黎明期――島田療育園の創設と法制化」『Core Ethics』10:73-83
葛原茂樹　2016 「わが国の難病対策の歴史と難病法下での医療と研究（AYUMI 指定難病とは？）」，『医学のあゆみ』258-12:1097-1103
毎日新聞　1949 年 5 月 28 日朝刊：国立療養所の特別会計制度
松田晋哉　2015 「医療の可視化と病院経営（第 9 回）DPC および NDB データを用いた病床機能別病床数の推計方法」，『病院』74-9:678-683
McMillan, S.J. 2000 “The Microscope and the Moving Target: The Challenge of applying Content Analysis to the World Wide Web”, Journalism and Mass Communication Quarterly 77:80-98
水上 勉　1963 「拝啓池田総理大臣殿」，『中央公論』78-6（908）:124-134
湊 治郎　1976 「国立療養所における難病対策」，『医療』30-7:626-629
宗前清貞　2020 『日本医療の近代史』，ミネルヴァ書房
仲村英一　1973 「厚生省の難病対策：48 年度の特定疾患対策を中心に」，『臨床と研究』50-7:1856-1860
中村潤三　1951 「国立療養所と社会保障週刊社会保障」，『週刊社会保障』5-8:3-5
――――　1953 「医業のあり方――国立療養所を主題として」，『社会保険旬報』360:5
日本患者同盟四〇年史編集委員会　1991 『日本患者同盟四〇年の軌跡』，法律文化社
西谷 裕　1994 『神経学のフィールドにて』，近代文芸社
――――　2006 『難病治療と巡礼の旅』，誠信書房

信川益明　1985 「地域における病院病床数について」,『病院管理雑誌』22-1:65-74
野村 拓　1972 『医療史資料復刻版第１集　日本医療団・関係資料（2)』, 医療図書出版社
――――　1977 『医療史資料復刻版第２集　日本医療団・関係資料（1)』, 医療図書出版社
乗松克政　1972 「国立療養所の将来」,『医療』26-1:39-60
大久保正一 他　1969 「種類別病床数の動向」,『生物統計学雑誌』10-4:16-2
大森文子　1969 「国立病院・療養所における看護の問題点について」,『医療』23-5:684-693
大村潤四郎　1960 「結核公費負担制度と社会保険」,『週刊社会保障』14（164）:12-14
大友信勝　2002 「セーフティネットの社会福祉学――生活保護制度改革の課題」,『東洋大学社会学部紀要』39:87-112
大谷藤郎　1993 「はじめに」,『国立療養所における重心・筋ジス病棟のあゆみ』:8-20
酒井美和　2012 「ALS患者におけるジェンダーと人工呼吸器の選択について」,『Core Ethics』8:171-181
坂井めぐみ　2019 『「患者」の生成と変容――日本における脊髄損傷医療の歴史的研究』, 晃洋書房
佐口 卓　1968 「公的病院の病床規制」,『共済新報』9-7:6-9
坂本 昭　1956 『忘れ得ぬ人々』, 高知複十字会
Sams, Crawford F　1962　Medics = 1986　竹前栄治編訳,『DDT革命――占領期の医療福祉政策を回想する』, 岩波書店
芹沢正見　1973 「難病対策の現状と一, 二の問題点」,『ジュリスト』548:261-267
島村喜久治　1956 『療養所』, 保健同人社
――――　1975 「国立療養所長期入院患者（10年以上）の検討」,『医療』29-5:463
柴田正衛　1969 「国立療養所の近代化についての私見」,『医療』23-5:663-666
清水貞夫 他　2020 「重症心身障害児問題の社会的顕在化過程――その社会的背景, 民間・親の会の議論と活動, 国立療養所への「収容」へ」,『奈良教育大学紀要』39-1:159-275
霜井 淳　1951 「ルポルタージュ特集 国立療養所白書」,『北国文化』6-70:30-34
社会保障研究所　1968 『戦後の社会保障資料』, 至誠堂
――――　1975 『日本社会保障資料Ⅱ』, 至誠堂
社会保障制度審議会事務局　1980 『社会保障制度審議会の30年の歩み』, 社会保険法規研究会
篠原幸人　1999 「難病とは, 難病対策とは：小特集　難病（特定疾患）の現況と対策」,『日本医師会雑誌』121-4:481-485
塩川優一　1973 「今後の医療の動向――成人病と難病の社会的意義を中心に」,『順天堂医学』19-2:270-272
早田早苗　2002 『国立療養所の女医として』, 国書刊行会
菅谷 章　1977 『日本医療政策史』, 日本評論社

――――　1981 『日本の病院――その歩みと問題点』，中央公論社
砂原茂一　1949 「結核患者の後保護と更生」，『日本医事新報』1338:3-6
砂原茂一 他　1972 「国立療養所の将来」，『医療』26（1）:39-60
高木三好　1951 「健康保険組合に対する結核病床国庫補助金の交付をめぐつて」，『週刊社会保障』5-3:10-12
竹前栄治　1988 『占領と戦後改革』，岩波書店
武村真治・緒方裕光　2010 「難治性疾患の疾患概念確立プロセス」，『保健医療科学』59-3:241-244
立岩真也　2018 『病者障害者の戦後－－生政治史点描』，青土社
東京大学公共政策大学院医療政策教育・研究ユニット　2015 『医療政策集中講義――医療を動かす戦略と実践』，医学書院
津田信夫　1952 「結核予防法による公費負担制度の反省」，『週刊社会保障』6-10:4-9
常石敬一　2011 『結核と日本人――医療政策を検証する』，岩波書店
内田充範　2014 「生活保護の適正な運用とは何か――厚生労働省通知の変遷から」，『中国・四国社会福祉研究』3:1-11
宇尾野公義　1973 「いわゆる難病の概念とその対策の問題点」，『公衆衛生』37-3:186-192
渡部沙織　2016a 「難病対策要綱体制による公費医療の展開――研究医の役割に関する分析」『年報社会学論集』29:104 － 115
――――　2016b 「戦後日本における『難病』政策の形成」『季刊家計経済研究』110:66-74
――――　2018 「戦後日本における難病政策の形成と変容の研究――疾患名モデルによる公費医療のメカニズム」博士学位請求論文
山本 俊　2020 「公立病院の経営効率性は改善しているのか？――未利用病床数に対する裁量の限定を考慮したDEAによる検証」，『青森中央学院大学研究紀要』33:1-16
山手 茂　1980 「難病とは何か――福祉からみた難病とその対策」，『月刊福祉』63-10:8-13
吉田 武　1958 「結核対策の問題点と将来の方向」，『社会保険旬報』534:4-5
吉崎 正義 他　1979 「国立病院・療養所の今日と将来」，『医療』33-3:275-292

〈ＨＰ〉

樋口耕一　2012　KH Coder2.x リファレンス・マニュアル（2022 年 3 月 10 日取得 http://khcoder.net/en/manual_en_v2.pdf）
国立社会保障・人口問題研究所　2021 「生活保護」に関する公的統計データ一覧（2022 年 3 月 10 日取得 https://www.ipss.go.jp/s-info/j/seiho/seiho.asp）
後藤基行　2021　医療・ヘルスケア政策データ・アーカイブ（2022 年 3 月 10 日取得 https://jmhp-data-archive.com）

本書のテキストデータを提供いたします

本書をご購入いただいた方のうち、視覚障害、肢体不自由などの理由で書字へのアクセスが困難な方に本書のテキストデータを提供いたします。希望される方は、以下の方法にしたがってお申し込みください。

◎データの提供形式＝CD-R、フロッピーディスク、メールによるファイル添付（メールアドレスをお知らせください）。

◎データの提供形式・お名前・ご住所を明記した用紙、返信用封筒、下の引換券（コピー不可）および200円切手（メールによるファイル添付をご希望の場合不要）を同封のうえ弊社までお送りください。

●本書内容の複製は点訳・音訳データなど視覚障害の方のための利用に限り認めます。内容の改変や流用、転載、その他営利を目的とした利用はお断りします。

◎あて先
〒160-0008
東京都新宿区四谷三栄町6-5 木原ビル303
生活書院編集部　テキストデータ係

キリトリ線

【引換券】
国立結核療養所

著者紹介

酒井美和
（さかい・みわ）

福井県立大学大学院看護福祉学研究科社会福祉学専攻修了
（修士　社会福祉学）
立命館大学先端総合学術研究科先端総合学術専攻博士課程修了
（博士　学術）

［主な論文］
「戦後から1970年代までの病床数から検討する国公立病床の担う役割の変容」『遡航』1: 24-46.
「国立結核療養所の病床転換と病床政策――終戦時から高度経済成長期の終焉まで」（博士論文）など

国立結核療養所
――その誕生から一九七〇年代まで

発　行――――　2023年3月5日　初版第1刷発行
著　者――――　酒井美和
発行者――――　髙橋　淳
発行所――――　株式会社　生活書院
〒160-0008
東京都新宿区四谷三栄町6-5 木原ビル303
ＴＥＬ 03-3226-1203
ＦＡＸ 03-3226-1204
振替 00170-0-649766
http://www.seikatsushoin.com
印刷・製本――　株式会社シナノ

Printed in Japan

ISBN 978-4-86500-151-8

定価はカバーに表示してあります。
乱丁・落丁本はお取り替えいたします。